「死にたい」気持ちに寄り添う

まず
やるべきこと
してはいけないこと

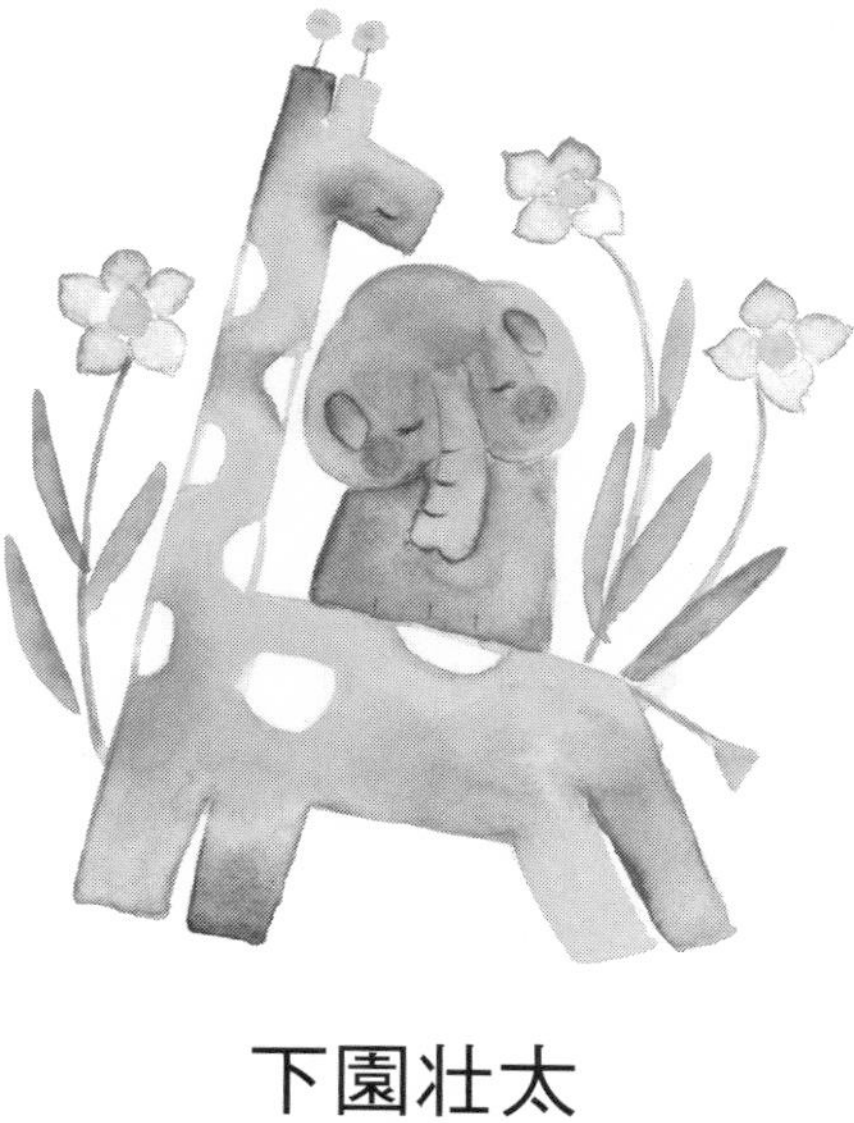

下園壮太
高楊美裕樹

Ψ
金剛出版

はじめに

今皆さんは身近な人から「死にたい」などと聞いて、とても動揺し、不安に駆られていることと思います。

この状態をどう理解し、どう対処すればよいのか、本書ではできるだけコンパクトに、そして現実的にお伝えしていきたいと思います。

後で詳しくお伝えしますが、死にたい気持ちに対しては、表面的な問題対策よりも「うつ状態」への対処をしていくことが有効です。本書ではうつ状態への基本的対処である休養、受診、環境調整という三つの対応に進むところまでを中心にお伝えしようと思います。

それ以降も死にたい気持ちが続く場合が多いのですが、そのステージでは、専門家などから、より個別の具体的なサポートを受けてほしいと思います。

また本書は学術的理解を深めようとするものではなく、困っている皆さんが具体的に行動するためのものです。そのため専門書に記載されている理論や用語ではなく、皆さんが理解しやすいように、端的に表現しているということをご理解ください。

専門の方が見たら「違うだろう」と突っ込みたくなるかもしれませんが、私たちの現場経験を生かし、一般の方にはわかりやすくお伝えできているはずです。

また、筆者の一人である下園は、これまで四五〇件以上の自死と関わってきた経験*を持ちます。おそらく経験数としてはかなり多いので、信頼性の高い経験データを提供で

＊ポストベンションと呼ばれるもので、亡くなった方の周辺の方々に直接お会いして、心理的ケアをしつつ当事者の過去を話してもらい、一緒に振り返る作業です。

きると思います。その経験の中で得た、「自死を予防できる最も確率の高い方法論」をご紹介していきたいと思います。

「死にたい」気持ちに寄り添う
まずやるべきことしてはいけないこと

目次

はじめに……3
第1章　まず支援者のあなたが落ち着くために……11
第2章　死にたい気持ちの正体……31
第3章　死にたい気持ちを支えるコツ……63
第4章　話の聞き方のコツ……105
第5章　具体的対応のポイント……137
おわりに……173

第1章 まず支援者のあなたが落ち着くために

大切な人から「死にたい」などと言われると、人は不安に駆られ、何とか助けたいと思います。本人の抱える悩みを聞きだして、その問題について解決策を考え、本人を励ますでしょう。あなたの大切な人、身近な人であればあるほど、あなた自身も必死になるのが普通です。

ただそのような支援が、本人にとって、あまり助けにならないことも多いのです。実は本人は、あなたをはじめ周囲の人が「落ち着いて（動揺しないで）対応してほしい」

と思っていることが多いのです。

ただ、「落ち着け」と言われても、そう簡単には落ち着けないですよね。

あなたが落ち着くために、まずは「死にたい気持ちとは何か」について理解していきましょう。

死にたい気持ちは異常ではない

身近な人が「死にたい」などと言うと、どうしてそんなことを言うのか、理解できない場合が多いものです。

「死にたい」と言うからには、相当なショックがあったのだろう……と想像して話を聞くと、確かにそれなりの「出来事」があったとしても、周囲の人から見て「だから死ななければならない」と思えるようなことではない場合が多いのです。

また、本人が何か精神的な異常をきたしてしまったのではないか……と思う場合もあります。漠然と「気が触れた状態」をイメージして、かかわるのが怖くなることもあるでしょう。

「もしかして自分の一言で自殺に追いやるかもしれない」と考えてしまいますし、逆に「自分に危害を及ぼされるのではないか」と不安になることもあります。

これらはいわゆる「うつ状態」や「死にたい気持ち」が特別（異常）なものである、という認識から生まれている場合が多いのです。

実は、あるデータによると、一生のうちで「深刻な死にたいという気持ち」を持ったことがある人は「四人に一人」はいるのです（図1：15ページ）。がんは二人に一人、骨折は三人に一人というデータと比べると、死にたい気持ちを持つことは、かなり一般的だということがわかるのではないでしょうか。

また、その死にたい気持ちを「いつ持ちましたか」というアンケートでは、「いま現在」と「一年以内」を合わせると、全体の約五％になります。これは、私たちがいろいろ職場やコミュニティで調査したり、活動して得た実感とも符合します。

つまり、今、どんなグループでも一〇〇人集めたら、五人は「死にたい」気持ちと闘っているのです。

ただ、逆に言うと、悩んだことがあったとしても、死にたいとまで思うレベルにまでは至っていないという方が、四分の三はいるということです。そういう方は、身近な人から「死にたい」と言われると、「とてつもないことが起こっている」という印象を持ち、たいへん不安になってしまうのです。

死にたい気持ち=自死、ではない

人は不安になると、冷静にシミュレーションできなくなるものです。通常、一番破滅的な結論のイメージを持ってしまいがちです。

これはそもそも「不安」という感情が、原始時代の過酷な生活の中で命を守るために、「できる限りの危険を想定し、それを避ける行動をとるための機能」として発達したからだと考えてください。

例えば原始人が毒蛇に噛まれたとしましょう。直後から腫れて、ものすごい激痛です。何とか二日で腫れも引いてきました。次の日、原始人が蛇がいた山に木の実を採りに行

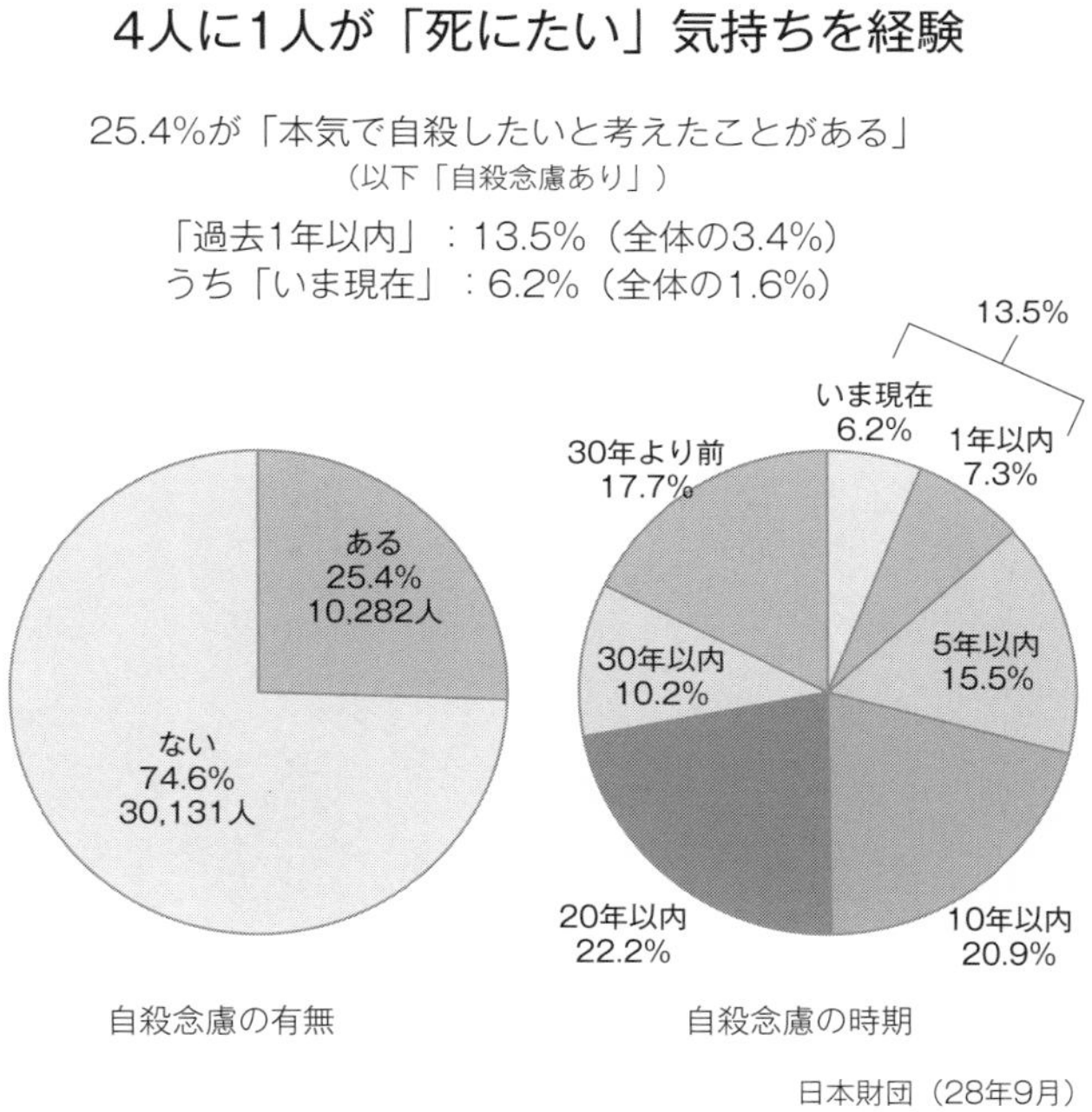
4人に1人が「死にたい」気持ちを経験
25.4%が「本気で自殺したいと考えたことがある」
（以下「自殺念慮あり」）
「過去1年以内」：13.5%（全体の3.4%）
うち「いま現在」：6.2%（全体の1.6%）
ある
25.4%
10,282人
ない
74.6%
30,131人
自殺念慮の有無
13.5%
いま現在
6.2%
1年以内
7.3%
5年以内
15.5%
10年以内
20.9%
20年以内
22.2%
30年以内
10.2%
30年より前
17.7%
自殺念慮の時期
日本財団（28年9月）

図1　「死にたい」気持ちはどれくらいの人が経験するのか？

こうと思う時、不安は、もしかしたらまた蛇に遭うかもしれない、また噛まれるかもしれない、もっとひどい症状になるかもしれない、もしかしたら死ぬかも……と一番悲惨なシミュレーションをして、「それなら今日はやめておこう」と行動を控えさせてくれるのです。そうして、ヒトは命を守ってきたのです。

ここで不安について解説したのは、当事者の心理を理解するためではありません。あなた自身の不安について理解してほしいのです（表1）。

身近な人が死ぬかもしれないという重大な局面で、あなたには強い不安が立ち上がっています。不安に乗っ取られたままだと、自分では気づかないうちに、本人が望まない支援をしてしまいがちなのです。

例えば、本人から「死にたい」と言われたら、あなたは「死ぬかもしれない」と直結して考えてしまいます。すると、とても焦って、本人にさまざまなことを要求してしまうかもしれません。

ここで冷静に考えてほしいのです。思うことと実際に行動することは一緒でしょうか。

表１　不安になる人の特徴

不安になると人は……
● 不安は極端な最悪のイメージを作る。特にその悪い結果の「場面」を中心にイメージさせる ―増幅機能、ワープ機能、早く何らかの行動をとるための機能
● 切迫感が募り、そのことが一番重要と感じる。複雑な思考ができずＡかＢかの２つしか考えられなくなる ―クローズアップ機能、早く何らかの行動を決めるための機能
● 悪い情報だけを、周囲と過去から集める ―はやく危険を察知、予測するための機能
● 何度も何度も不安イメージが襲ってくる ―現実のように感じさせ、早く行動させる機能

例えば、「世界一周したいか」と聞かれれば、多くの人が「したい」と答えますが、実際に行動に移す人はとても少ないのです。引っ越したいと思うことと、実際に引っ越しをすること、結婚したい、離婚したいと思うことと、実際に結婚、離婚をすること……、これらの「思い」と「実行」の間には、かなりの隔たりがあるのが普通です（図2）。たしかに「そういう発想がなければその行動は起きない」というのも本当でしょう。しかし、だからといって、思ったから即実行というものでもないのです。

例えば私たちはカウンセリングの場面で、多くの人から死にたいという気持ちを聞いていますが、その中で最終的に実行される方は本当に少数なのです。一年間に自死で亡くなるのは、一〇万人に一〇人～二〇人ぐらい。百分率なら、〇・〇一～〇・〇二％です。

まずは、あなたに冷静になっていただきたいのです。あなたが、不安に駆られて焦ってしまうと、無意識にあなた自身の不安を少なくしようとして、無秩序に行動してしまうことが多いからです。それが、当事者の負担になることもあります。

ここは冷静になって、真に本人の支援となるようなサポートをしてあげたいものです。

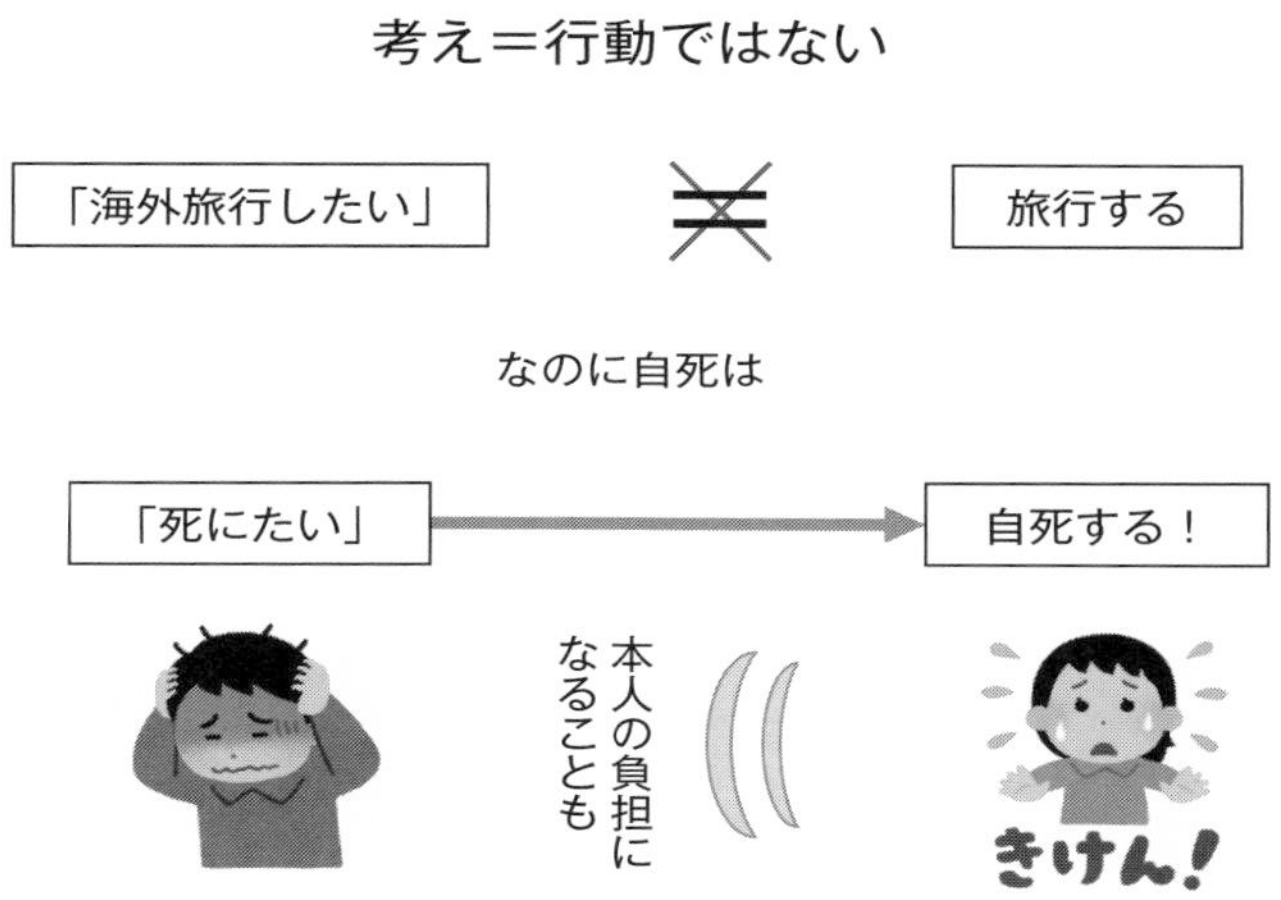
考え＝行動ではない
「海外旅行したい」
旅行する
なのに自死は
「死にたい」
自死する！
本人の負担になることも
きけん！

図２　考えと行動の関係

死にたい気持ちに関する誤解

また多くの人は、自死や死にたい気持ちに関して、誤解しているところがあります（図3）。

代表的なものは、

「死を選ぶのは、本人が考えた末の選択」であるという認識。

この認識があると、本人の考え方や、本人が悩んでいる「問題」を解決しない限り、死は避けられないと考えてしまいがちです。

後で紹介しますが、問題＝悩み（死にたい）ではないのです。外的問題にとらわれ過ぎてはいけません。

あるいは死にたいという気持ちを純粋に尊重してしまい、結果的に、苦しい当事者を放置してしまうこともあります。

これも後ほど詳しく説明しますが、死にたい気持ちは、うつの一症状として表れます。うつになっている時は本人とは別人のような状態になっていると思ってください。別人

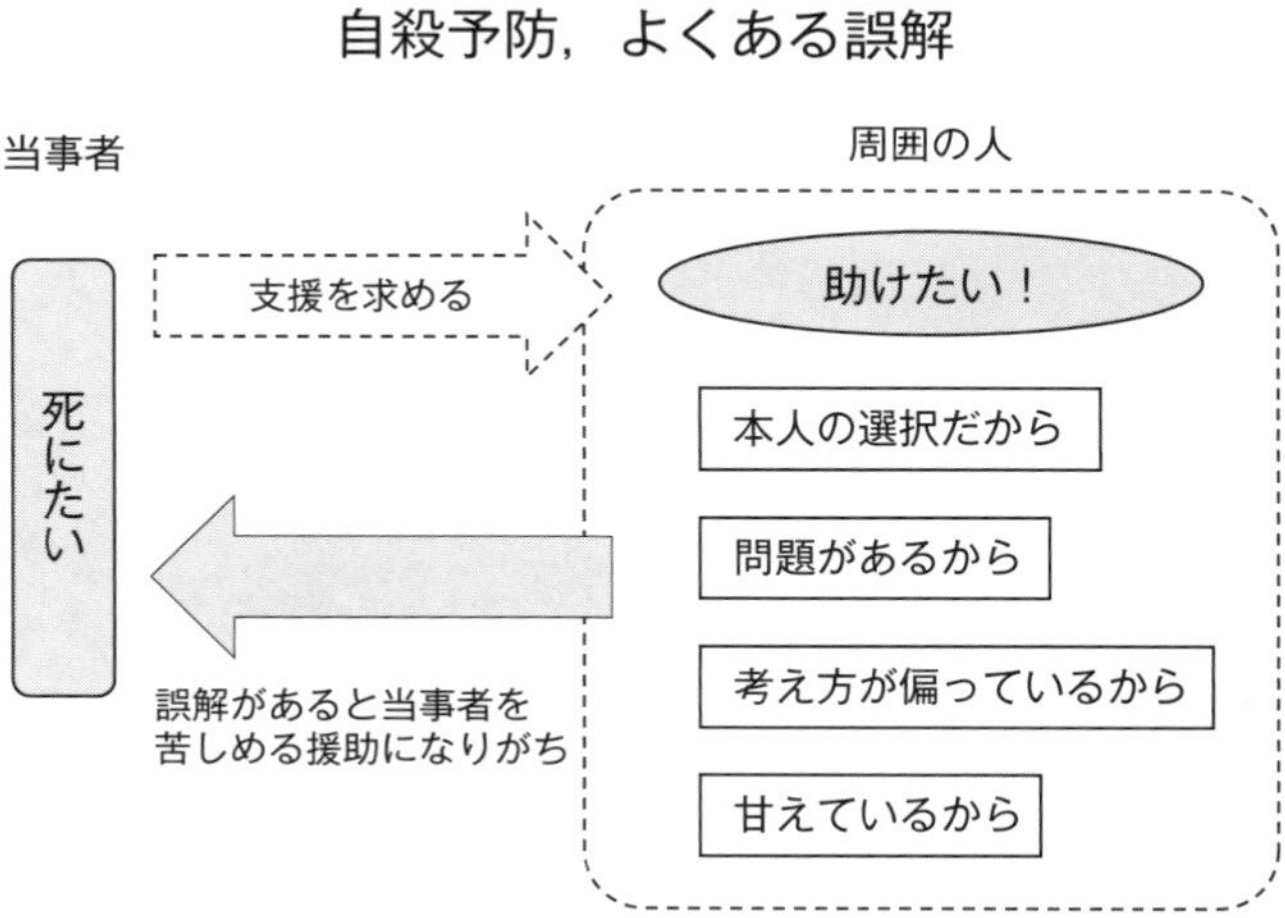
自殺予防，よくある誤解
当事者
周囲の人
支援を求める
助けたい！
死にたい
本人の選択だから
問題があるから
考え方が偏っているから
甘えているから
誤解があると当事者を
苦しめる援助になりがち

図３　自殺への誤解

の気持ちなので、それをそのまま受け取ってはいけないのです。また、その死にたい気持ちの症状は、波でやってきます。その「波」が収まれば軽くなっていくものなのです。また、根本原因、つまり死にたい気持ちの真の発信源である「うつ状態」にきちんと対処すれば、現実やその人の考え方、価値観が変わらなくても、死にたいと思わなくなるのです。

もう一つ、「死にたいと思うのは、逃げであり、弱さである」という誤解も多いです。この認識が周囲にあると、「助けるのは本人の甘えを助長してしまう、乗り越えさせるのが本人のため」と考え、やはり助けようと思わなくなりがちです。

これは、うつ状態の苦しさの「程度」を誤解しています。うつ状態は頑張って、あるいは我慢して乗り越えられる程度の苦しさではありません。周囲に見える「環境」により苦しんでいるのではなく、体の内部から発する苦しみなのです。後でうつ状態の苦しさについては、詳しく説明しますが、本人が一人で乗り越えられるレベルではありませんし、乗り越えるべきものでもありません（図4）。一人で乗り越えられたとしても、それは単に運がよかっただけのことです。できるだけ周囲に助けを求め、周囲もその助

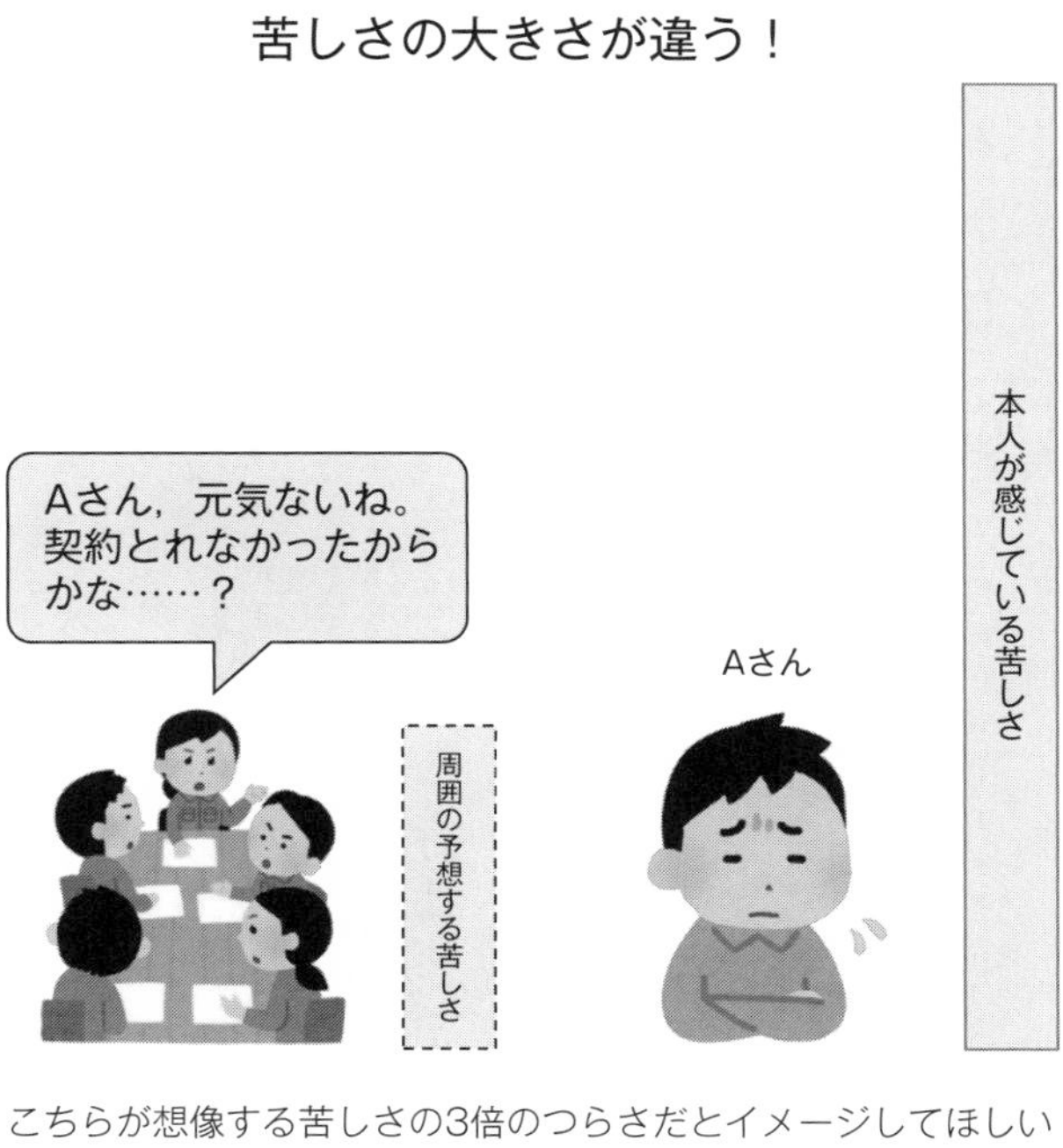
苦しさの大きさが違う！
本人が感じている苦しさ
Aさん，元気ないね。契約とれなかったからかな……？
Aさん
周囲の予想する苦しさ
こちらが想像する苦しさの3倍のつらさだとイメージしてほしい

図４　自分が感じているものと人が感じる苦しみは違う

けに応じる行動をしてあげる必要があります。

ここで重要なのは、このようにスタートの認識が違うと、同じ「助けたい」という思いでも、全く別の方向に行動してしまうということです。

本書で「死にたい気持ちについての理解」を、最初にお伝えしているのはそのためです。

自殺には対処法があり、きちんと対処すれば乗り越えられる

あなたを不安にしているのは、死にたいという気持ちが理解できないからだけではありません。死にたい気持ちに、「どう対処すればいいのかわからない」というのも大きな要因でしょう。

一般の方はこの分野（死にたい気持ちを持った人の援助）に多くの経験があるわけではありません。

先のデータ（図1：15ページ）の四分の三の人は、もちろん自分も悩んだことがあって、自分なりの対処法もお持ちでしょう。ところが今回の場合は、どうもそういう自分

が考える解決策を提案しても、本人がうまく受け取ってくれません。本人にとって、プラスになっていないようです。

「死にたい気持ち」は、うつ状態の一つの症状として表れることがほとんどなのです。風邪をひけば咳が出たり熱が上がったりしますが、これが「症状」というものです。症状は根本の風邪が治りさえすれば治まってきます。

同じように死にたい気持ちも、根本のうつ状態が改善すれば弱まって、なくなっていくものなのです。

「死にたい気持ち」が出てきた時、本人も周囲もどうして死にたくなるか、という疑問を持ちます。そして本人も最近受けたショックや、性格上の悩みなどを、死にたい気持ちの原因と考え、表現する場合が多いのです。

周囲の人は、どうしてそんなことで……と不思議に思ったり、どうせ脅しだと、無視しようとします。あるいは、外的な問題がある場合、その問題を必死に考え、対策をアドバイスします。

本人の発言は、うつ状態の「症状が言わせている」と思ってください。うつ状態は精神科の疾患に分類されますが、精神科疾患というのは、「いつもの本人とは感じ方、考え方が変わってしまっている状態だ」ということなのです。一時的に、本人とはちがう、「別人」になっているのだと思ってください（図5）。

例えば、もし本人や周囲が頑張って外的問題を解決したとしましょう。本来のその人なら、元気になるでしょう。ところが、別人なのです。すこしは元気になることがあっても、根本のうつ状態が改善しない限り、また死にたい気持ちが出てくる場合が多いのです。

逆に言うと、うつ状態にきちんと対応すれば、別人が本人に戻るので、今訴えている外的問題や性格の問題にかかわらず、死にたいとは思わなくなるのです。

死にたい気持ちに特別な理由がないことも

先ほど本人が訴える悩み（問題）は、根本解決にはならない場合が多い、とお伝えしましたが、中には「私はどうして死にたいのかがわからない」とおっしゃる方もいます。「自分は環境にも家族にも恵まれ、何不自由ない生活を送っている。特に人間関係や

死にたい気持ちはうつの症状の一つ

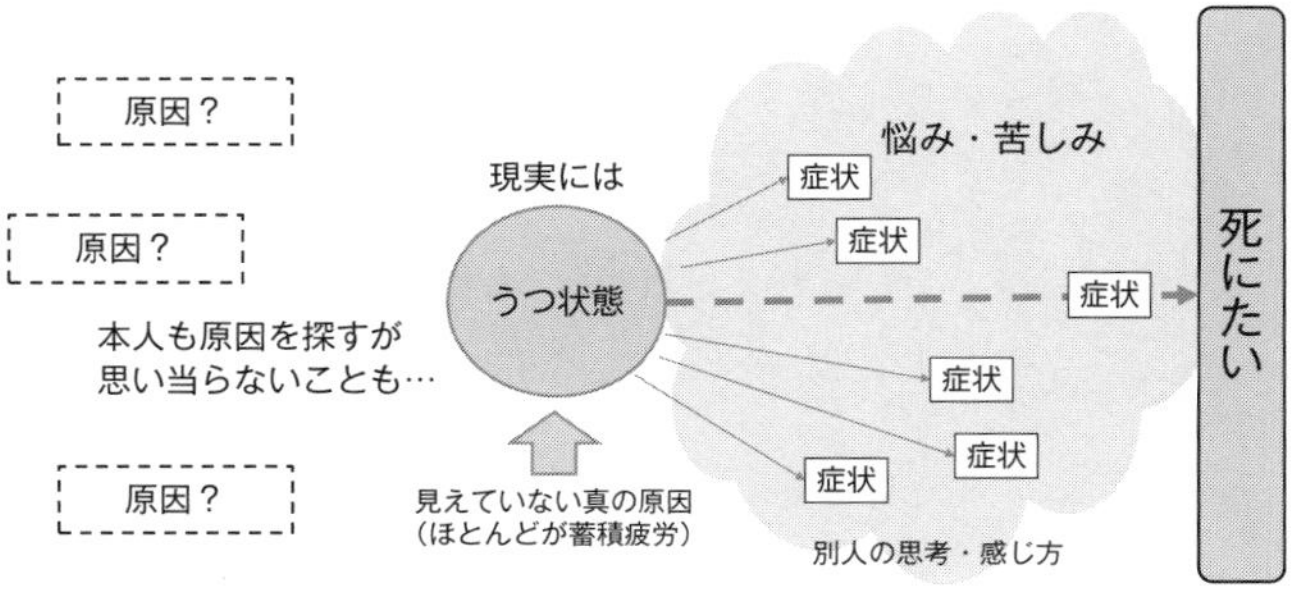

図5

健康上のトラブルもない。なのに死にたくなってしまう……」

周囲は途方にくれてしまうような言葉ですが、うつの「症状」であると思うと、理解できます。

例えば風邪で頭が痛い時、どこか頭をぶつけた？ などと原因を探すでしょうか？ 同じく咳が出たり鼻水が出たりするのを、空気や寒さのせいにするでしょうか？ 風邪をひいている時は、外的要因もなく、熱が出て、頭痛がし、鼻水が出るのです。風邪が原因ですから、ほかに外的な原因が見当たらなくても当然です。

このように私たちは風邪についてはきちんと理解できるのに、うつ状態の死にたい気持ちの症状については、あまり経験値がないために、過去に自分が悩んだ時のパターンを応用して理解しようとしてしまうのです。

自分も過去、あることに悩んで苦しかった。当事者もきっと同じように「何か」に悩んで苦しくなり、その流れで死にたいと思っている、という構造で捉えるので、悩みの原因に見える外的問題探しをしてしまうのです（図6）。

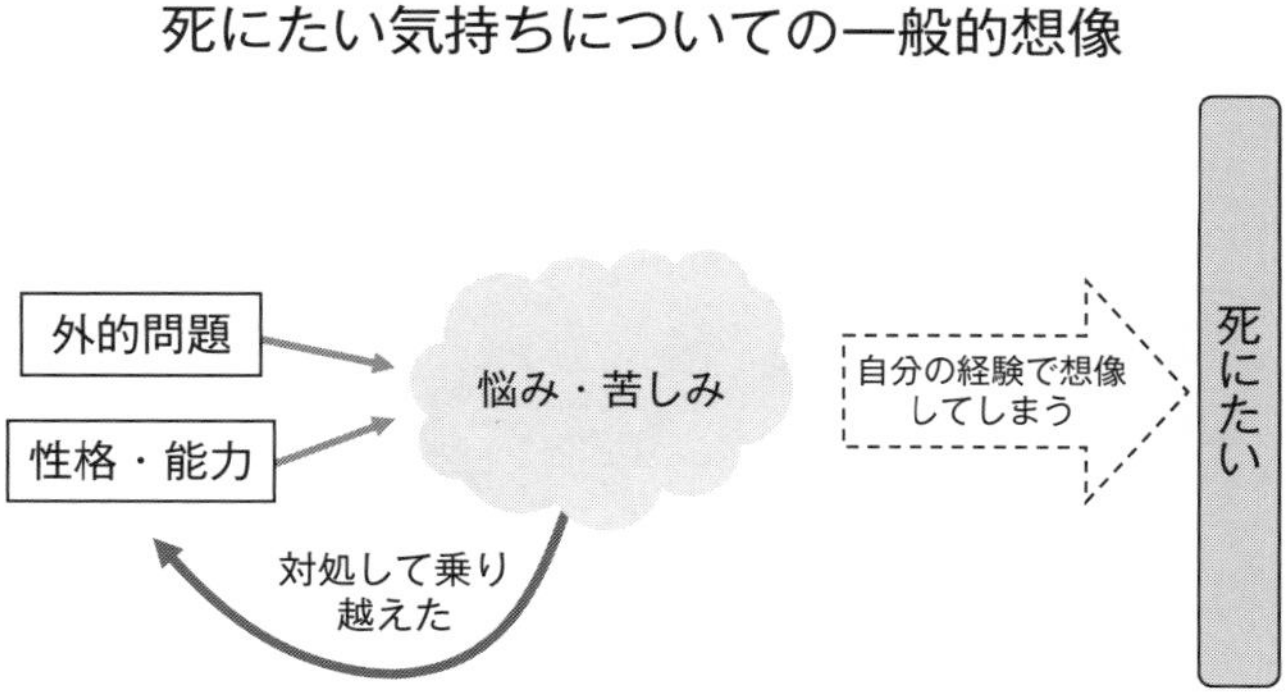
死にたい気持ちについての一般的想像
外的問題
性格・能力
悩み・苦しみ
対処して乗り越えた
自分の経験で想像してしまう
死にたい

図6

それでは次に私たちにあまり馴染みのないうつ状態について、もう少し詳しく理解していきましょう。

第2章 死にたい気持ちの正体

死にたい気持ちの本質は、うつの思考の偏り

さきほど、死にたい気持ちは、うつの症状の一つであるということをお伝えしました。それではうつの症状には他にどんなものがあるのでしょう。図7（33ページ）に一〇の典型的な症状をまとめておきました。

後半にうつの当事者の方への対応のコツをお伝えしますが、その時に、ここで書かれ

ている症状の有無をぜひ聞いてみてほしいのです。

さて図の左の方にあるのは、身体的な症状です。うつには身体的な症状もあり、それがかなりつらく、悩みの原因になってしまうことがあります。

右の方は精神症状です。

一般的にうつなどの精神疾患になってしまうと、いわゆるおかしくなった状態をイメージするかもしれませんが、少なくともうつ状態はそういうものではありません。

風邪をひいたら、熱が出る、咳が出る、関節が痛くなる、頭痛がする……などの症状のパターンがありますが、同じように、うつになると精神的な症状のパターンが出てくるのです。

うつになると、どんな人でも自信がなくなり、自分を責め、人を避け、不安になり、死にたくなる方向に思考や感情が流れていくのです。

これらは死にたい気持ち以外、元気な人でも発生する思考・感情ですが、うつ状態になるとその「強さ」が変わってきます。何かに失敗すれば誰でも自信を失うものですが、うつ状態になると同じ失敗でも、自信を失う度合いが「二倍から三倍ぐらい」大き

うつの症状（5＋5）

不眠
「眠れない」苦しさ
２週間以上の継続

過剰な
無力感（自信低下）
何をやってもダメ，不幸続き
自信なし，自分を制御できない，孤立感

食欲不振
おいしくない，体重変化

過剰な
自責感（罪の意識）
自分は迷惑，「申し訳ない」
離婚，退職したい

過剰な
疲労感（負担感）
休んでも抜けない疲れ

過剰な
対人恐怖・怒り
人を避ける，失踪
逆に怒り（特に身内に）

思考停止
仕事ができない，成績の低下
決められない

過剰な
不安・焦り・後悔
休めない，否定的な考えしか
浮かばない

身体不調
肩こり，頭痛，涙が出る等
あらゆる症状

過剰な
「死にたい」
消えてしまいたい，居場所がない

図７　苦しみは，うつにより
２・３倍にボリュームアップされる

くなってしまうという感覚です（図8）。

二倍から三倍といっても、なかなかイメージしにくいかもしれません。例えば、のどの渇きで想像してみてください。私たちは、つらいですが一日ぐらいは水を飲まずに、何とか過ごせるでしょう。でも、それが二日続いたら？　急に大変になりますよね。死ぬかも……と頭をよぎるかもしれません。それが三日なら？　もし持ちこたえても、次から同じような体験をすることが恐怖になるレベルです。これが二倍～三倍の苦しさの状態です。

うつになると、同じことが起こっても、自分を責める気持ちや不安の苦しさが、二倍～三倍となり迫ってくると想像してください。

身体症状に記載されている疲労感は、何か行動した時の疲れのことです。一方、負担感というのは、「これをやらなければならない」とイメージした時の、想像上の疲労感のことを指すので精神症状でもあります。

元気な人が運動や仕事で「疲れたなあ」というのが一倍なら、二倍は、「仕事はできるけれども、部屋に帰ったら何もせずベッドに直行」レベルです。三倍になると「体が

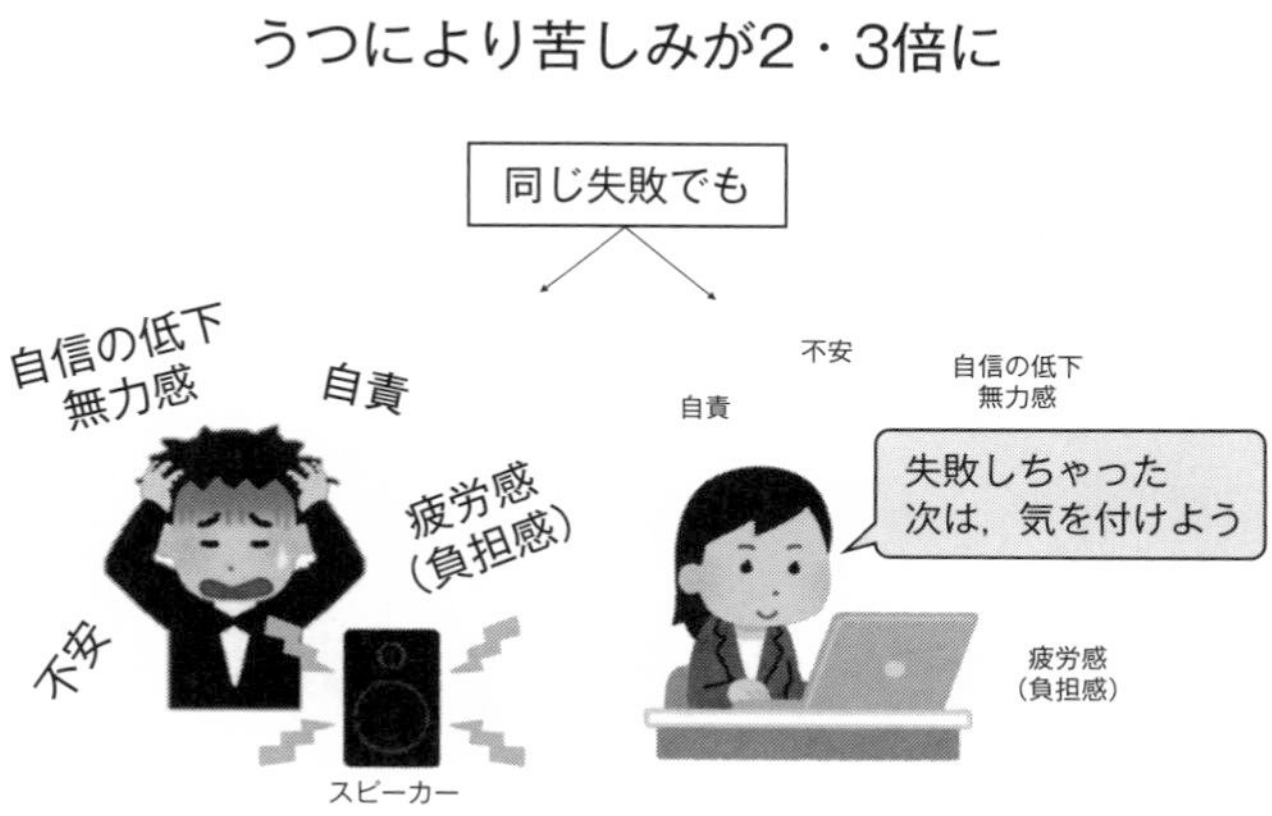
うつにより苦しみが2・3倍に
同じ失敗でも
自信の低下
無力感
自責
疲労感
(負担感)
不安
スピーカー
不安
自信の低下
無力感
自責
失敗しちゃった
次は，気を付けよう
疲労感
(負担感)

図８　苦しみのギャップ

重く起き上がるのにも、歯を磨くのにもだるく、仕事に行ってもただ、ため息をついて何もできない」状態です。

さて、うつ状態がひどくなると、特別なことがなくても、なんとなく「自分がだめ」なような感じがし（自信の低下と自責）、将来に明るい展望が見えず（不安）、何かを切り開く気力もなくなります（負担感）。本人は、人知れず、これら三倍の苦しみを感じているのです。そして、この強烈なつらさが永遠に続くと思うと、なんとかそれを終わらせるために、死んでもいいかなという気持ちがでてくるのです。

悩みは原因というより結果

何らかの原因で人がうつ状態になってくると、まず身体症状が現れてきます（図9）。病院などに行ってもなかなか改善しません。原因がストレス（つらい刺激や疲労）にあるからです。なんとなくつらい体調がずっと続く、例えば皆さんが腰や頭が痛い状態が一カ月続き、病院へ行ってもなかなか改善しないと想像してみてください。だいぶ落ち

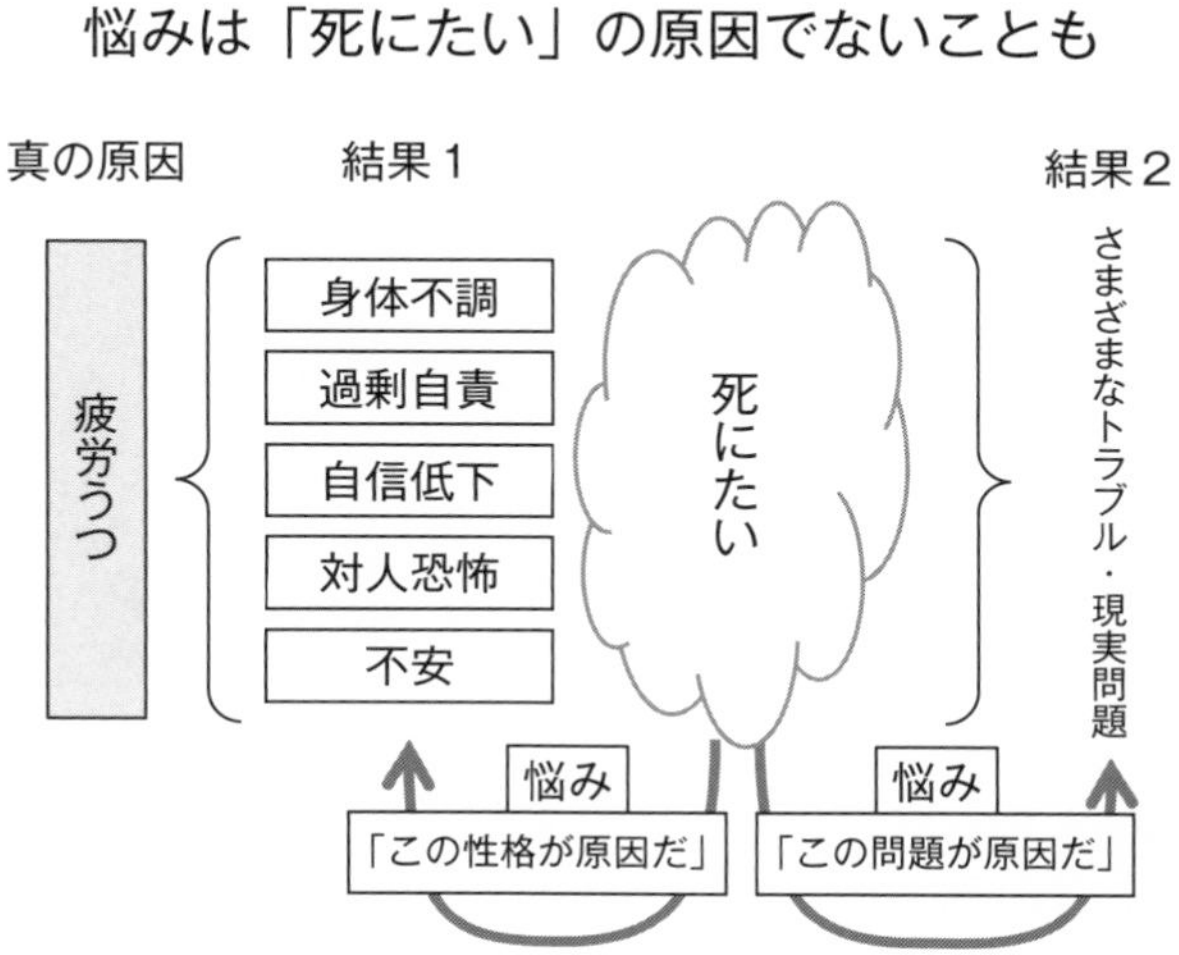

図9　悩みは死にたいの真の原因ではない

込み、「大きな悩み」になってしまいますよね。

さらに身体症状に続いて精神症状も出始めます。

特に大きなトラブルもないのに、必要以上に不安になり、自分を責め、自分は孤独で何もできない……と自信を失ってしまうのです。そんな自分は他人から責められていると感じるので他人を避けますし、逆に他者にイライラをぶつけることも多くなります。負担感が強くなっているので、自分に苦労を強いる人にイライラしたり、逆に小さなことでイライラしてしまう自分自身にイライラが向くこともあります。

すると人は、自分がこのような状態になっている原因を探すようになります。いろいろな原因が思い当たりますが、自分の性格の弱さや、外的問題のいくつかにロックオンして、深く考えこむようになります。自分はこれで悩んでいる、これが原因で不安でイライラしていると思い込んでしまうのです。

逆に言うと、このように何か問題を見つけられると「それを改善すれば今の状態から自力で脱出できる」と感じられるので、うつ状態で弱くなっている自信を自分で必死にケアするための思考だと思ってください。これが本人が思いこむ「死にたい理由」になることが多いのです。

確かにそのことで悩むのはわかります。ただこれまで説明したように、周囲の人にとって想像できるトラブル感と本人が感じるトラブル感の間にはとても大きなギャップが生じています。

また、おわかりのように、本人の訴えは、うつ状態の「死にたい気持ち」の本質ではありません。本人の悩みは、原因ではなく結果なのです。

では、対処するべき本質は何なのでしょう。

現代人の「死にたい」はうつ状態の一症状

うつ状態について説明してきましたが、そもそもうつ状態とは、人にとってどういう意味があるのでしょう。単なる機能の劣化、病気などと考えることもできますが、うつ状態で自信を失っている人にそんな説明をしても、なかなか受け入れてもらえないですし、逆に落ち込むだけです。

私たちはうつ状態について、もっと前向きな理解をしています。

うつ状態は、原始人が生命の危機に瀕した時に、自分を守るための「危機対処プログラム」のようなものです（図10）。

例えば原始人と家族が、山で熊に襲われた……という状況を考えてみましょう。

原始人は、どういう状態になれば生き延びていけるでしょうか。

まず、その場所から逃げなければなりません。そのためには「恐怖」の感情が立ち上がります。逃げられてもしばらくは敵が追いかけてくるかもしれないので、次の展開を必死に予想して対策を立てようとします。これは不安や焦りの役割です。

実は今回の出来事で原始人は、家族を失い、足を怪我してしまいました。

住処にこもっているとふつふつと自責の念が湧いてきます。これは今回のことを必死に振り返り、次に自分が気をつけるべきことを必死に分析（反省）しているのです。

友人たちが「じゃあその熊を退治に行こう」と提案するのですが、なかなかそういう気になりません。これは自信の低下（無力感）の感情です。逆にこの感情がないと原始人は、勝ち目のない戦いに臨んで、命を失うことになってしまいます。

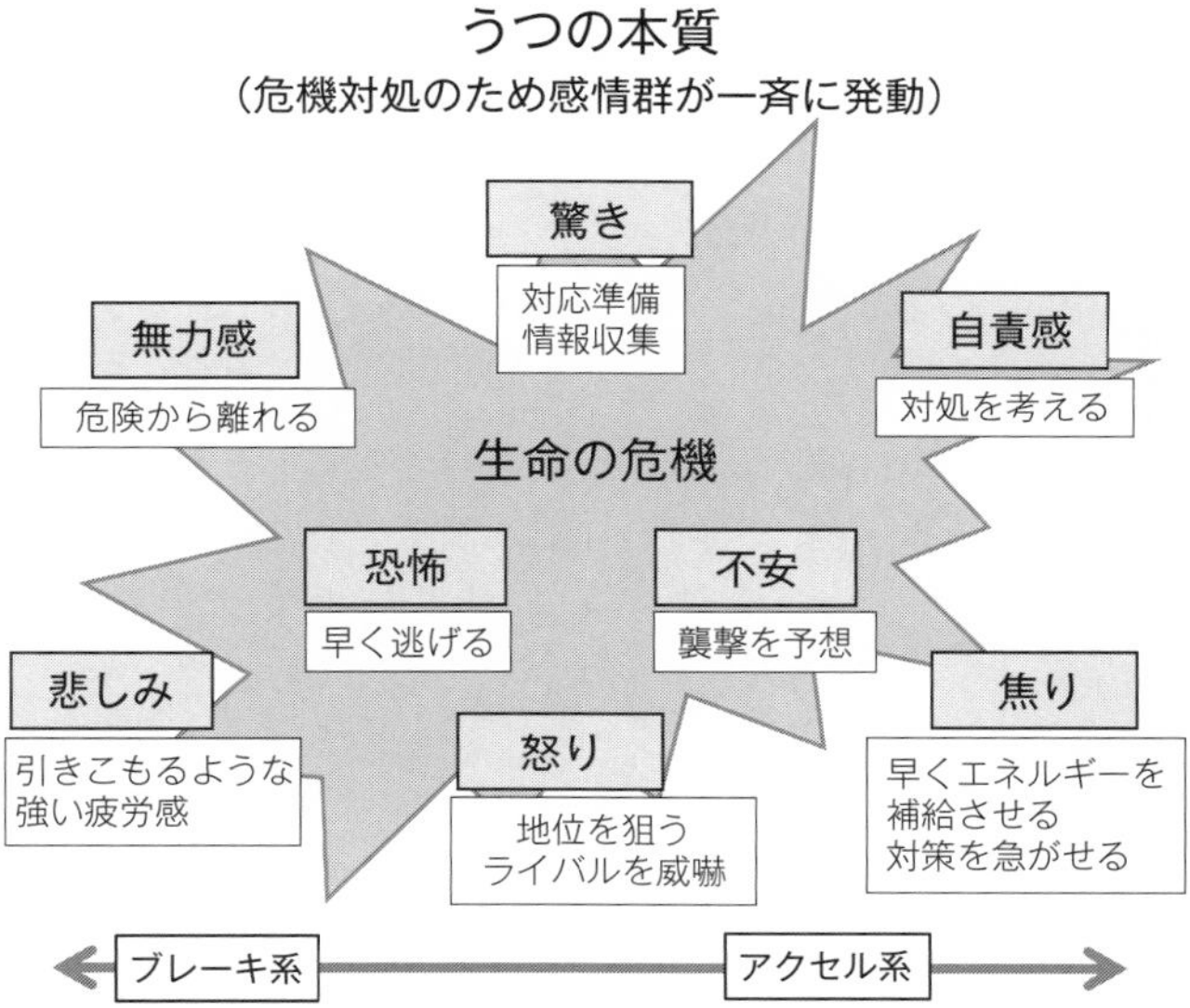

図 10　うつで発動するさまざまな感情

この状態では、怒りも湧き上がっています。近くに熊がいるかもしれないのに、のんきにはしゃぎ回っている隣人たちに怒りが湧くのは、そのせいで自分の命が危なくなる可能性があるからです。またこのように弱っている時には、自分のライバルが襲ってくるかもしれません。いつも以上にイライラ、ピリピリしているのは、近づく人への警戒を高めているのです。

もしこのままもう一度狩りに行けば、また熊に出遭うかもしれません。怪我が治るまでひっそりと住処に籠れるように、意欲や楽しみ、性欲、食欲などが低下しています。疲労感も大きく感じて、何か新しいことをしようという意欲も湧きにくくなっています。誰かに助けを求めるため、涙が出ます。これは悲しみの感情の働きです。

これらの一連の感情の働きの総体が、うつ状態だと考えてほしいのです。

原始人にとっては有効な機能であったかもしれませんが、現代人にとっては、明確な理由もなくうつ状態が訪れ、しかもうつ状態には不安や怒り、焦りなど行動を起こすような「アクセル」のように感じる部分と、無力感や悲しみのように動きを止める「ブレーキ」のような機能が同時に発動されるので、「ブレーキをかけたままアクセルを踏み込んでいる」時のように、体中にとても大きな負荷のかかった、大変苦しい状態であるのです。

どうして現代人がうつになるのか

さて原始人が熊に遭ってうつ状態になるのは理解出来たとしても、どうして現代に住むわれわれが、うつ状態になっていくのでしょう。何の悲惨な出来事もないのに、どうして「死にたい」などと極端なレベルまでつらくなってしまうのでしょう。

実はうつに至るいくつかのルートがあるのです（図11：44ページ）。熊に遭うような悲劇的なケース（「惨事」と言います）は現代人の場合、戦争や大災害、大事故、犯罪やストーカーなどの被害に遭う、大きな手術をする場合などがあげられますが、こういう体験は、日常においてそれほど多くはありません。

うつになっていくルートには、その他にも、身体的なケガや病気による場合、うつ病以外の精神疾患による場合、治療薬の副作用や薬物乱用による場合、ホルモンの異常に

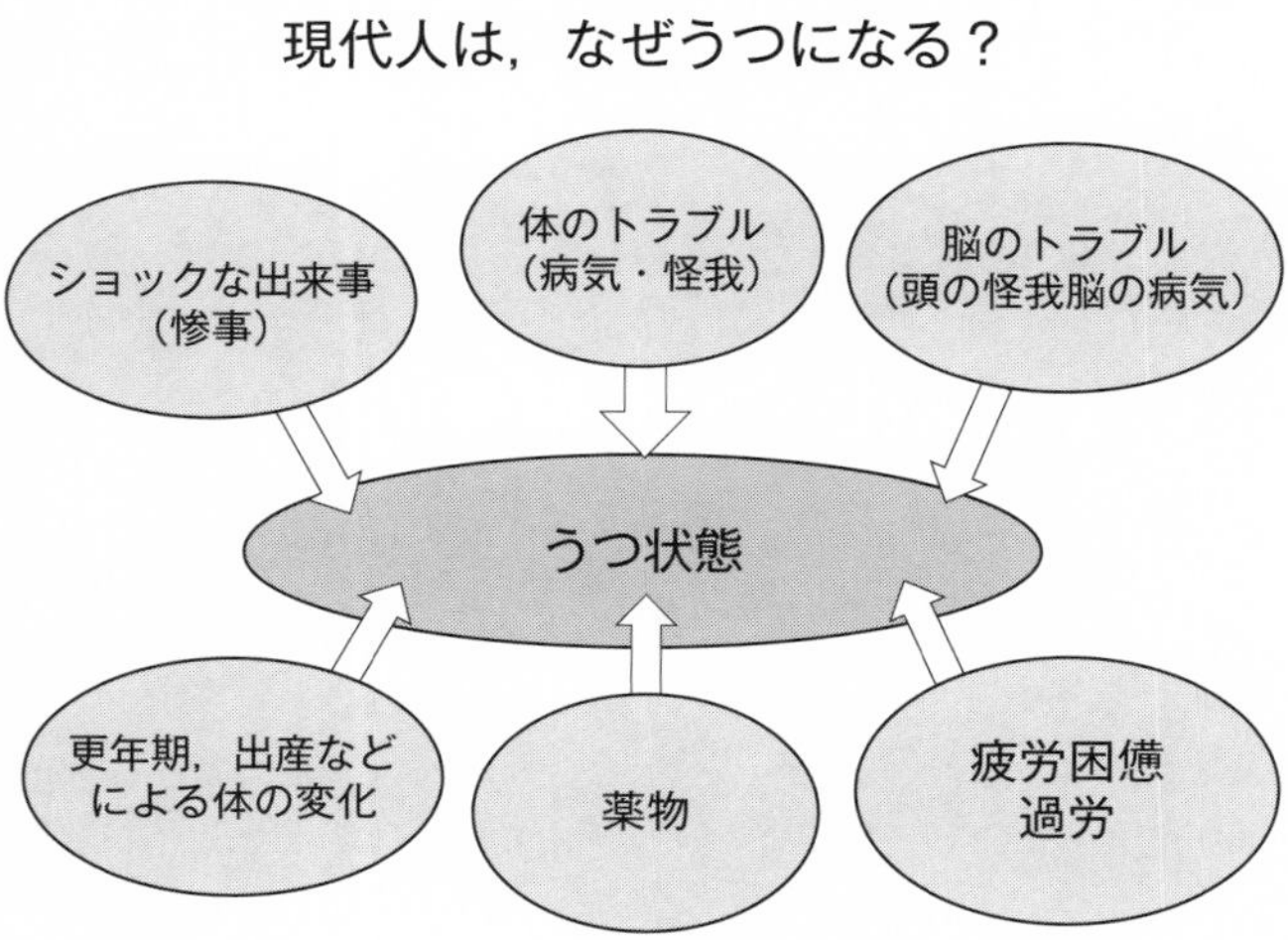
現代人は，なぜうつになる？
ショックな出来事
（惨事）
体のトラブル
（病気・怪我）
脳のトラブル
（頭の怪我脳の病気）
うつ状態
更年期，出産など
による体の変化
薬物
疲労困憊
過労

図 11　うつになっていくルート

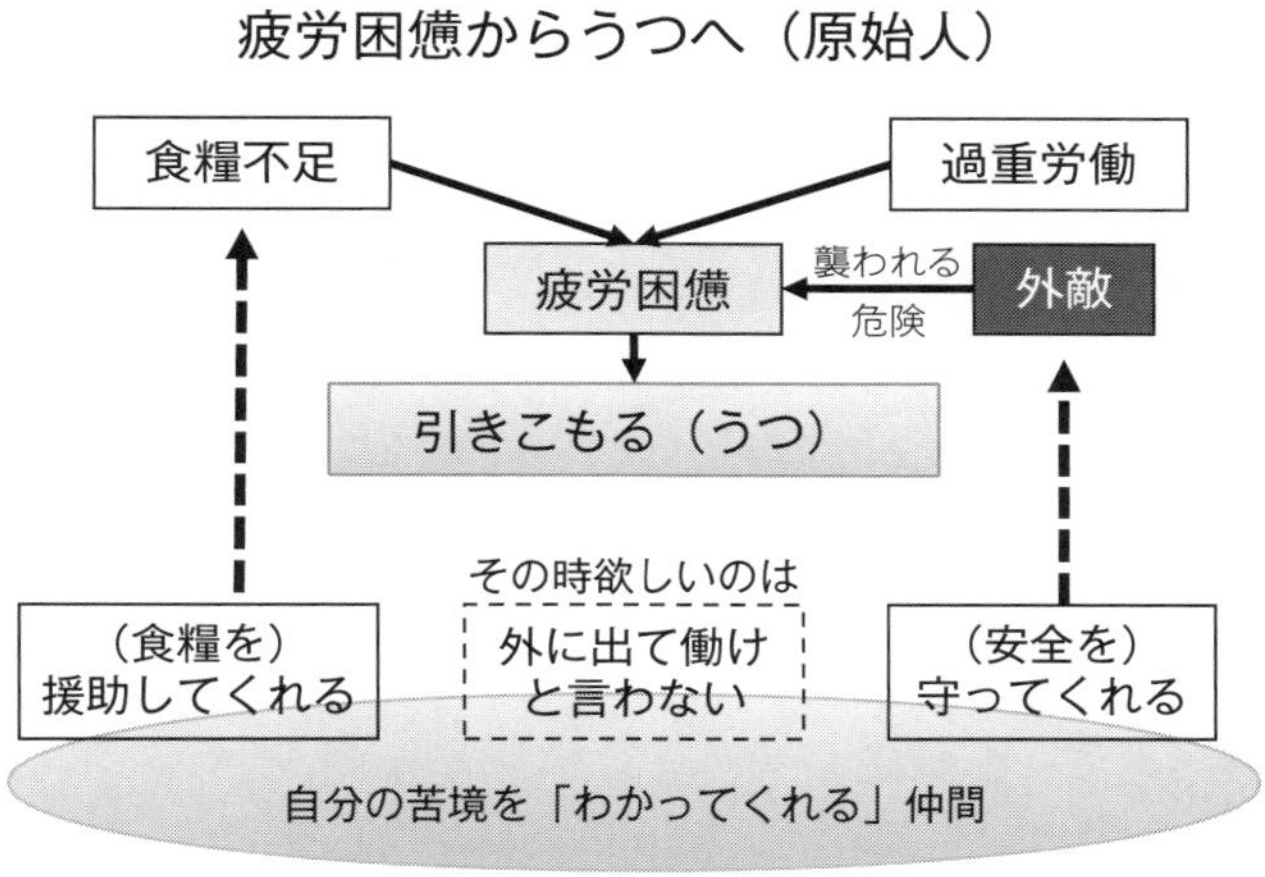

図 12　疲労からうつになる（原始人のパターン）

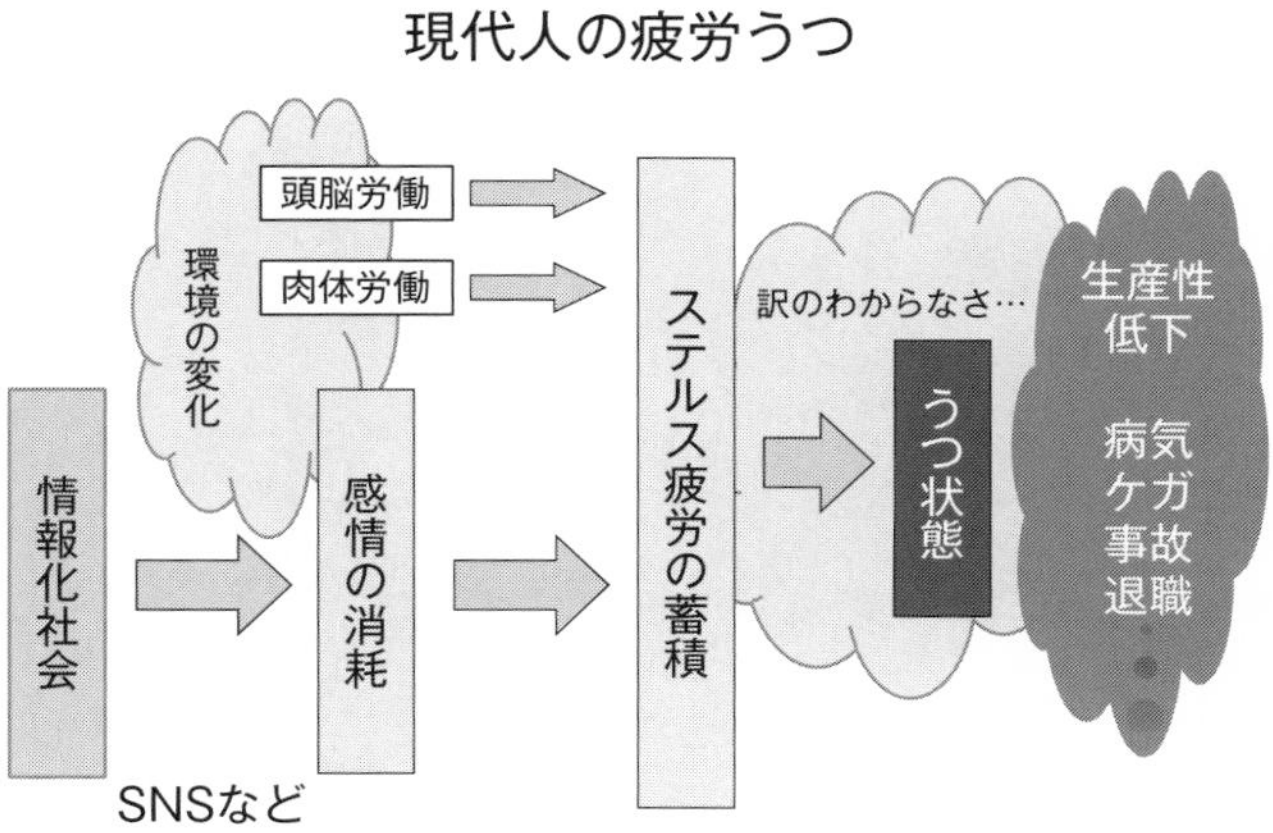

図 13　現代人のうつになるパターン

よる場合など、かなりのバリエーションがあるのです。ただ、これらも数としてはそれほど多いものではありません。

現代人の場合一番多いのは、「蓄積された疲労によってうつに至る」ケースです。これも原始人で考えてみましょう（図12：45ページ）。原始人は少ない食糧で多くの肉体的な活動をしなければならず、かなりの頻度で消耗しきった状態になることがあったでしょう。

そうなると生命の危機に陥るので、うつ状態を発動して身を守ろうとしたのです。弱っているので、外に出ないように意欲や興味が減り、外敵に敏感になって、イライラし、夜は襲われるかもしれないので睡眠をとらないようにします。食料は信頼できる仲間が分けてくれる少しの食料で満足するように、食も細くなります。

このように、消耗しきった体力を何とか回復させるのがうつ状態の役割です。

現代人の場合、この消耗しきってうつ状態になるケースがほとんどなのです。これを「疲労うつ」と呼びましょう（図13：45ページ）。

「そんなことはない」と反論する声が聞こえてきそうです。というのも私たち現代人は原始人に比べ、肉体的な活動はそれほど厳しいものではないし、食料も潤沢にあります。

では現代人のエネルギーを奪っているのは何なのでしょう。

それはいわゆる「感情労働」というものです。肉体労働は機械が助けてくれ、頭脳労働はコンピュータが軽くしてくれます。しかしそうやって多くの作業量をこなすようになった現代人の感情は、インターネットやSNS、そして豊富な映像によって刺激されっぱなしです。こちらが求めなくても、ライバルが海外で素敵なバカンスを過ごしている写真が送りつけられてきて、私たちの心をざわつかせるのです。

さらに、この疲労は、深まっていくのが自覚しにくいという特性（ステルス疲労と呼んでいます）があり、これが疲労からうつになりやすくなる大きな要因になっています。

また、もう一つ現代人のうつに関わっているのが、環境の変化です。通信、交通の発達により、移動が楽になり、人は知らぬ間に環境を目まぐるしく変えています。また、自分が変えなくても、文化の変化スピードはすさまじいですし、気候の変動も激しい。

転勤、結婚、出産、昇進、大きな旅行、仕事環境の変化、天気などによって、感情も肉体も頭脳も疲労します。これもなかなか自覚できない疲労（ステルス疲労）の一種です。

疲労の三段階

私たちは、疲労の手ごわさを表現するため、蓄積疲労の三段階モデルを紹介しています。

私たちが普通の健康状態にある時に、ある出来事（仕事でミスをした、上司や友達と喧嘩したなど）があった場合、私たちは精神的なショックや疲労を感じますが、しばらくすると回復していきます。

あるいは徹夜をすると、疲労はしますが、数日で回復します。

図14のように、いつもの自分、元気な自分の時に受けたショックや疲労の落ち込みをa、回復までの時間をbとします。この、いつもの元気な状態を「疲労の一段階」と呼んでいます。

さて、何らかの原因で疲労が溜まってくると、同じ出来事でも二倍の落ち込み（2a）になり、回復までに二倍の時間を要する（2b）ようになります。

この状態を「二段階疲労（二倍モード）」と呼んでいます。

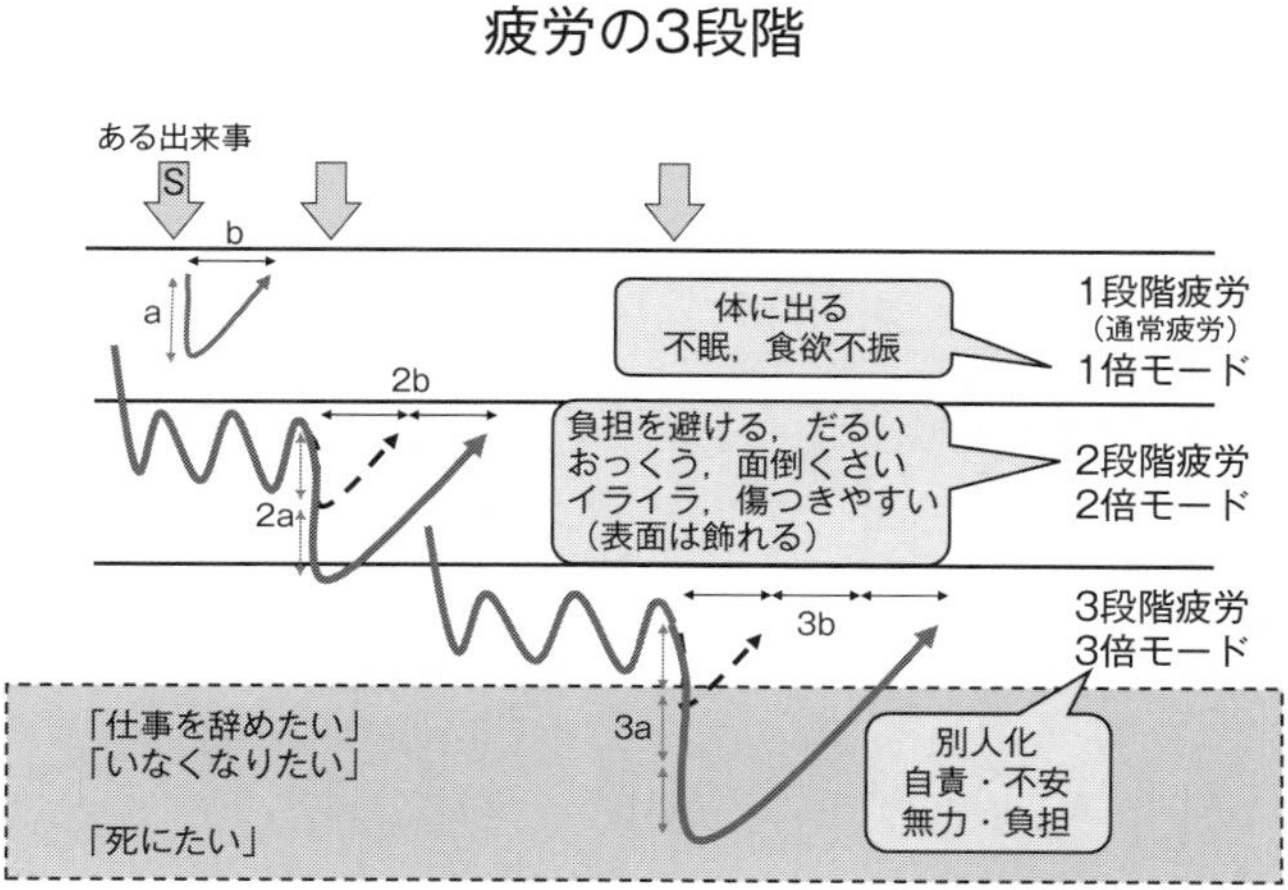
疲労の3段階
ある出来事
S
b
a
体に出る
不眠，食欲不振
1段階疲労
（通常疲労）
1倍モード
2b
負担を避ける，だるい
おっくう，面倒くさい
イライラ，傷つきやすい
（表面は飾れる）
2段階疲労
2倍モード
2a
3b
3段階疲労
3倍モード
3a
「仕事を辞めたい」
「いなくなりたい」
「死にたい」
別人化
自責・不安
無力・負担

図 14　疲労の 3 段階

さらに疲労が深まると、三倍落ち込んで（3a）、回復に三倍要する（3b）ので、「三段階疲労（三倍モード）」です。

事例で考えてみましょう。仕事で残業や土日出勤が続くAさん（三五歳）。出張も多く、月の半分は出先で宿泊します。

その状態が、三カ月続いた時、食欲がないことに気が付きました。夜もいろいろ考えてしまい、寝ているような寝ていないような時間が続きます。イライラして、妻との喧嘩が多くなりました。頭痛と吐き気がします。Aさんは知らないうちに二段階疲労に落ちてしまったようです。

この二倍モードは、例えば二時間の会議が四時間の会議くらいの疲労に感じてしまう状態、とイメージしてみてください。四時間も会議が続いたらどうでしょうか。肩がこって、集中力もなくなってきます。考える力もなくなって疲労感があふれてしまうでしょう。Aさんも、会議がすこし長くなると、「それで結局何が言いたいの？」と部下を問い詰めるような発言をするようになりました。以前のAさんにはなかったことです。

ただ、若くて能力のある人ほど、努力と意志力によって、不調を隠して、仕事に取り組んでしまいます。パフォーマンスも、維持どころかこれまでの最高パフォーマンスを上げることさえあります。Ａさんも先月は社長賞をもらったのです。当然、周囲の人たちもＡさんの変化（不調）に気づきません。これを「表面飾り」と呼んでいます。

ところが三倍モードになると、八時間勤務がまるで二四時間連続勤務のような負担に感じられ、日常的な刺激にもひどく傷ついてしまいます。精神症状が強くなるので、本来のＡさんの行動や態度ではなくなるのです。「別人化」です。

Ａさんの場合も、大事な会議をすっぽかしてしまいました。何とか穏便に済ませたものの、その一週間後、今度は上司とのちょっとしたやり取りの中で、みんなの前で暴言を吐いてしまいました。いつもなら笑って済ませることができる言葉のやり取りに、三倍ショックを受け、ひどく自尊心を傷つけられたように感じてしまい、もう表面を取り繕うこともできず、元気な時の本人とは全く別人のように、怒鳴り返してしまったのです。

びっくりした上司が、カウンセリングを勧めてくれました。さすがのＡさんも、最近の自分は自分ではないと感じていたようで、カウンセリングを受けることにしました。その後、Aさんは適切なうつへの対応をとることができ、今ではきちんと復職して自分なりのペースを維持しながら、日々を過ごしています。久々にお会いした時、雑談の中で「確かにあの時は、自分ではなかったような気がします。疲労って怖いですね」と振り返ってくれました。

悪化要因は、四つの痛いところ

確かに疲労感はある程度気合でごまかせるところがあるので、Aさんのように優秀な方ほど疲労が蓄積して深刻な状態になりやすいのは、わかるような気がします。ただ本当に疲労することでうつ状態になっていくのであれば、マラソンをすれば誰でもうつ状態になるのでしょうか。

マラソンをしてもうつにならず、単なる疲労に終わるのは、精神症状である「四つの痛いところ」を刺激する要素があまりないからです（図15）。

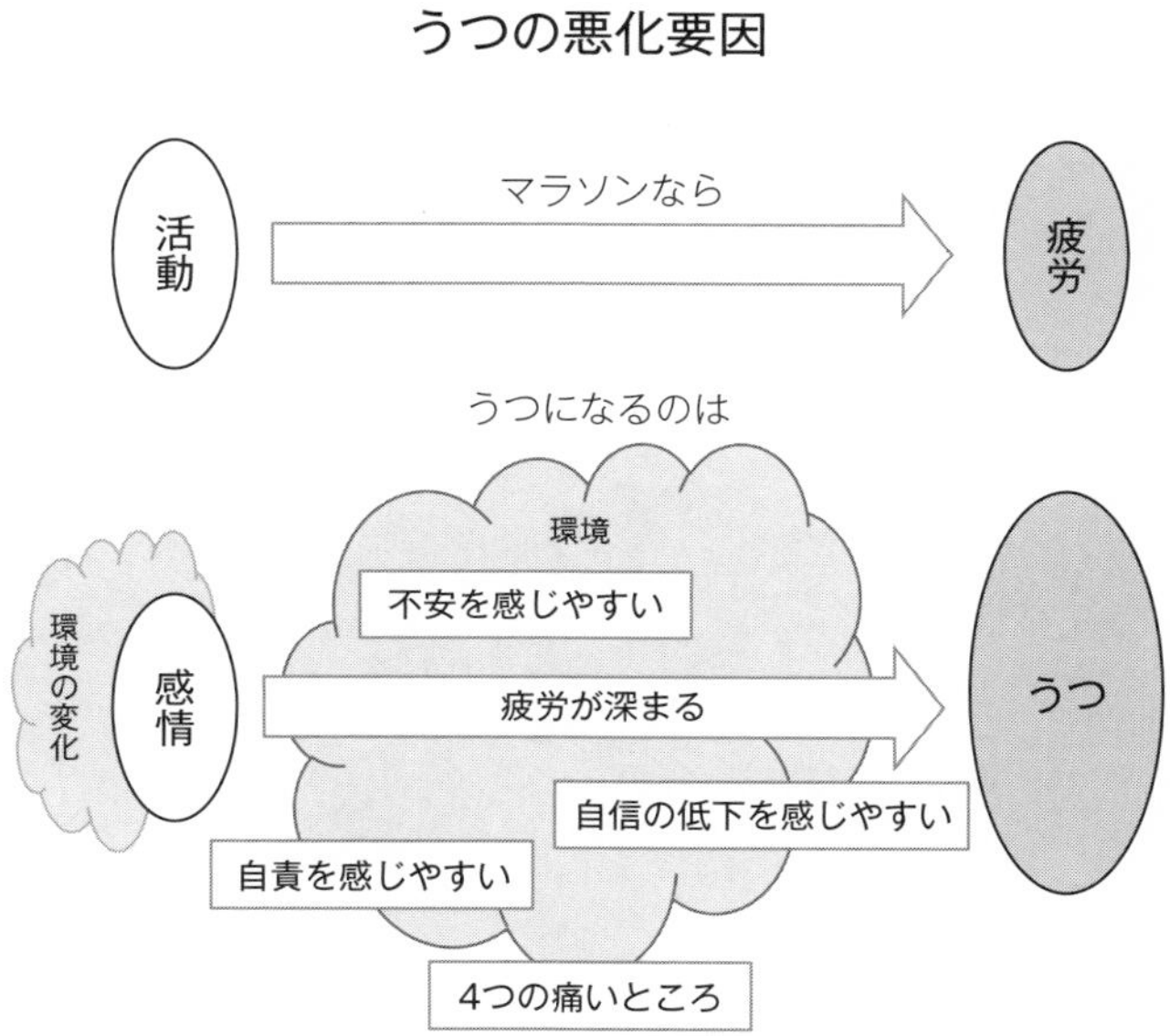
うつの悪化要因
マラソンなら
活動
疲労
うつになるのは
環境
不安を感じやすい
環境の変化
感情
疲労が深まる
うつ
自信の低下を感じやすい
自責を感じやすい
4つの痛いところ

図15　うつの悪化要因

四つの痛いところとは「疲労感（負担感）」「自信の低下（無力感）」「自責の念」「不安感」です。

この四つが刺激されると、うつ状態になりやすいと思ってください。

さて現代人の蓄積疲労はＡさんの場合でわかるように、長い時間をかけつつ知らない間にジワジワと悪化していくものです。この時、四つの痛いところの最初の「疲労感（負担感）」のスイッチが入ります。

疲労の二段階になってくると、これまでやっていたことがすごく手強く感じるようになります。またちょっとしたことでも気にしたり悩みやすくなってくるのです。身体不調も生じてきますが、これに対してもなかなか上手に対応できません。つまり何をやってもうまくいかない「自信の低下（無力感）」を感じやすい環境になるのです。

また周囲を見渡すとみんな元気そうに仕事をしています。そうなると単に自分の努力が足りないだけだと感じて、自責スイッチが入ります。また、周囲の目が自分の無能さと努力の足りなさを指摘しているように感じてきます。対人恐怖的な不安スイッチもONになり、今後のことについてどんどん悪いシミュレーションをし始めるのです。

こうなるとずっと感情を使い続けることになり、さらに消耗が深くなっていくので、これまでやってきたことを続けるだけなのに、二倍・三倍の負担感を感じ、「もうやっていけない……」と思うようになってしまうのです。

二〇二〇年から二一年にかけて、日本中がコロナに対処しなければなりませんでした。

この環境は四つの痛いところを刺激しやすい環境だったのです（図16：57ページ）。例えばリモートワークなどの環境の変化は、対応するのにエネルギーを使います。確かに通勤しなくてもいいという楽な部分もあったかもしれませんが、それよりも狭い家で、慣れないリモートワークに悪戦苦闘して疲れを溜めた方が多かったのです。また我慢するという行為も大変エネルギーを使うものですが、いわゆる自粛によって我慢状態が二年も続きました。

この疲労が蓄積する状態の中で、コロナに対する非常に強い不安を感じ、自分の将来に対しても、周囲のイライラしている人たちに対しても不安を感じることが多かったと思います。

また、いろいろな制約の中、自分がもしかしたら誰かに病気をうつしてしまっているのではないかと、うっすらとした自責を多くの人が抱えていました。実際にコロナに罹患した方々の自責と自分の健康に対する自信の低下はかなり大きかったようです。

コロナに罹患しなかった方々もこの病気や経済の変化に、自分が対処していけないのではないか……という自信の低下に悩まされた二年間でした。人とのつながりを感じられない孤独感は、自信の低下の一部です。

コロナになって、日本人のほぼ半数がうつっぽくなったというデータもあります。

死にたい気持ちには「波」がある

死にたい気持ちの本質について考えてきましたが、死にたい気持ちに上手に対処するため、もう一つだけ知っておきたい特質があります。

それは死にたい気持ちは「波」でやってくるということです。

このことも、死にたい気持ちが本人が考える原因と「一対一対応」していない、理由

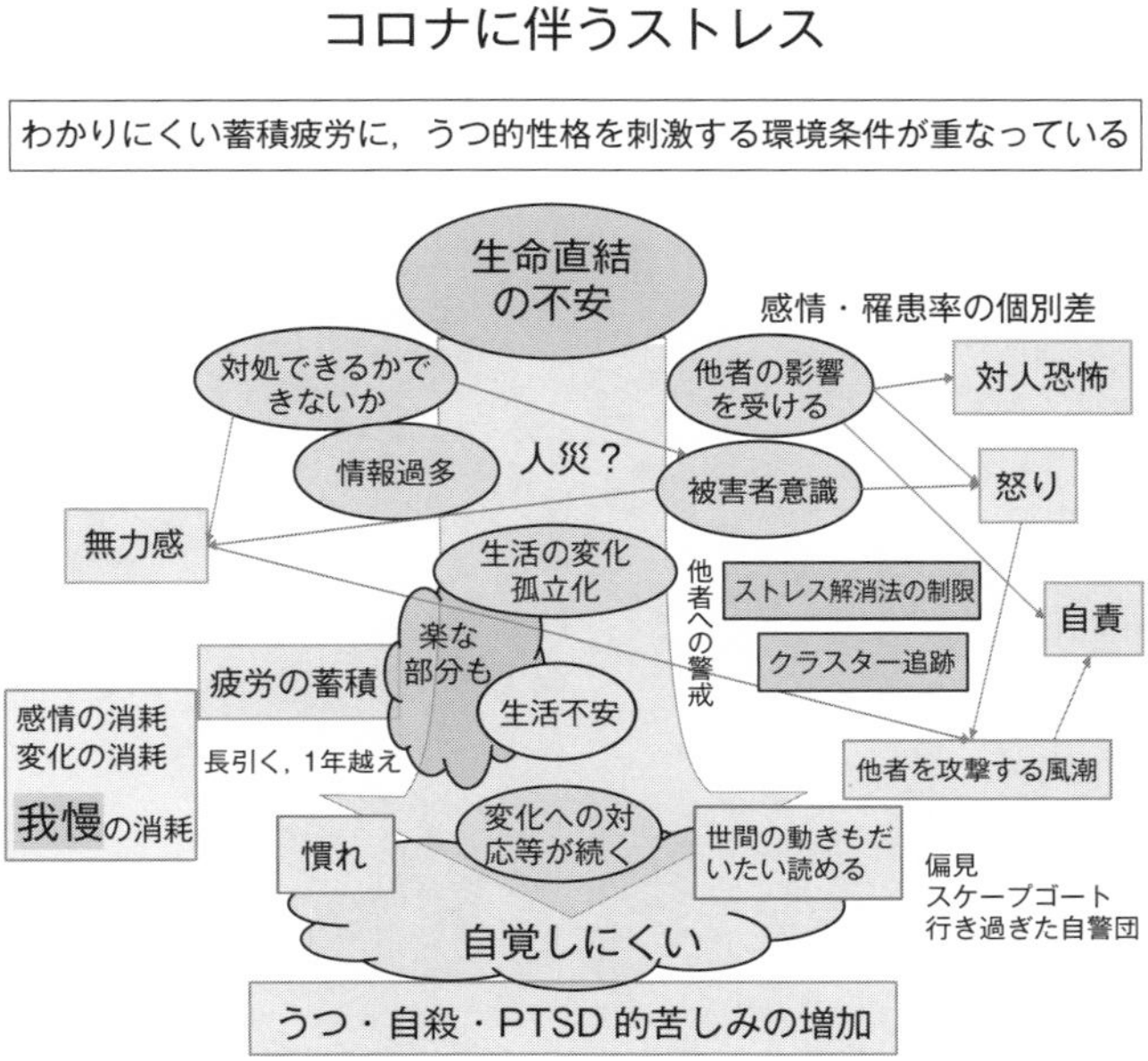

図 16　コロナの変化と、4 つの痛いところ

の一つです（図17）。

通常、当事者の死にたい気持ちが強くなると、本人も周囲も、何らかの外的な要素の変化によって死にたい気持ちが悪化したのだと、その原因を探します。そして、「これが原因」と思われることを見つけます。

ただ、以前に説明したように、悩みと死にたい気持ちは直結しません。死にたい気持ちはうつの症状の一つ、しかも波があるので、しばらくすれば治ってくるのです。もちろんゼロにはなりませんが、苦しさが大分和らいできます。

これはとてもラッキーな情報です。つまり死にたい気持ちがあって、本人も周囲も特に有効な対策がとれなくても、とりあえず時間が経てば、波は収まっていくのですから。

ただ、喜んでばかりもいられません。この波の存在が、実は対処をかなり難しくする部分があるのです。

例えば本人が苦しくて、うつ状態に対して何か根本的な対応をしなければならないと感じても、しばらくすれば楽になるので、自分の我慢が足りないだけ（自責）と考えてしまうのです。この思考は本人にとっては、「これまでのやり方でいいんだ」という自

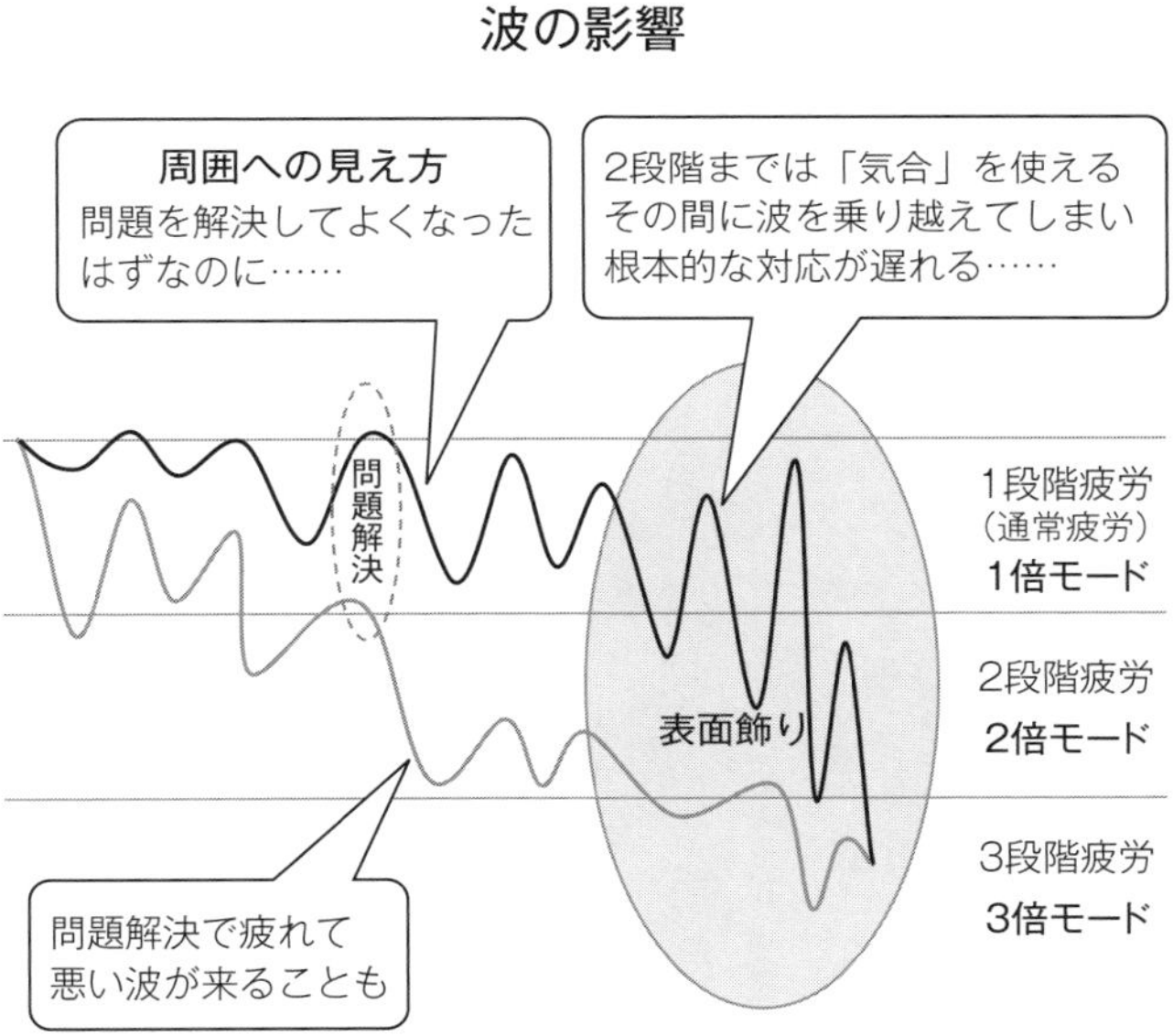
波の影響
周囲への見え方
問題を解決してよくなった
はずなのに……
2段階までは「気合」を使える
その間に波を乗り越えてしまい
根本的な対応が遅れる……
問題解決
1段階疲労
（通常疲労）
1倍モード
2段階疲労
2倍モード
表面飾り
3段階疲労
3倍モード
問題解決で疲れて
悪い波が来ることも

上の波は調子のいいとき、周囲に見えるのはこの波。下の波は調子の悪いとき、本人が実感しているのはこちらの波

図 17　波の影響

信をギリギリでキープできますし、「大きな対処をしたら自分の人生が変わってしまうのではないか」という不安を避けることにもなります。

ちょっと我慢をして波を越せば、うつの四つの痛いところを感じなくて済むのです。すぐに辞めるべきであるようなブラック企業に勤めていても、うつ状態に陥るとなかなか退職することができなくなってしまうのはこのためです。

ただ当然根本的な対処がなされないので、次第に蓄積疲労が悪化して二倍モードが三倍モードに、つまりどんどん脆弱になっていきます。

波の存在は本人だけでなく、周囲も翻弄します。

例えば、本人が訴える何らかの問題が解決しても、また本人に悪い波がやってくると、今度は違う問題で苦しいと表現してきます。

そんな時も周囲がサポートをして何とか乗り越えますが、また次の波がやってきます。そうすると周囲の人も疲れて、何をどう対処すればよいのかわからない「自信の低下」を感じるようになります。

もしかしたら「自分がサポートしているからこうなっているのではないか」という不

安や自責の念も湧き上がります。つまり、支援者も次第にうつっぽい状態になりやすいのです。

次の章では、うつ状態の方への支援方法を説明していきますが、一回やったら何かが必ず改善するというものではなく、うつ状態は波を描きながら回復していくものだというイメージをきちんと持ってください。このイメージを持っていないと本人も自信を失ってしまいますし、周囲も途方に暮れてしまいます。

第3章 死にたい気持ちを支えるコツ

自死予防への取り組みは「確率」に注目

いよいよ死にたいという人を具体的に支えるためのコツをお伝えしていきます。

私たちが三〇年以上死にたい気持ちを支える現場で支援してきた中で、一番大切な心構えだと思っていることは、「自死予防を確率で考えてみる」という態度です。

最初からネガティブなことをお伝えするかもしれませんが、自死を一〇〇％防ぐことはできません（図18）。

二つ理由があります。一つ目はその人の行動を完全にコントロールすることが、個人の自由や人権を尊重する日本では、難しいからです。もしどこかに監禁し、行動を完全に制限できれば、自死しないようにサポートできるかもしれませんが、果たしてそれがその方が本当に望むことなのかという疑問も生じます。

もう一つは、人は運命をコントロールできないからです。

死にたい気持ちがうつの一症状だとしても、その状態が悪化するのも、本人や周囲が気が付くのも、対処がうまくいくのもいかないのも、運命的な部分があります。先にうつを悪化させやすい「四つの痛いところ」についてお伝えしましたが、この四つが刺激されやすい出来事を「うつと相性の悪い出来事」（表2：67ページ）と呼んでいます。偶然、これらの出来事に遭遇してしまうと、うつが悪化してしまうのです。

例えば、うつへの対応が完全でも、その時に、新しく責任の大きいポストについてしまったら、それが三倍の負担となって、死にたい気持ちが強くなり、その時にその人を止める人がいなければ、不幸にも自死に至ってしまう場合もあるのです。

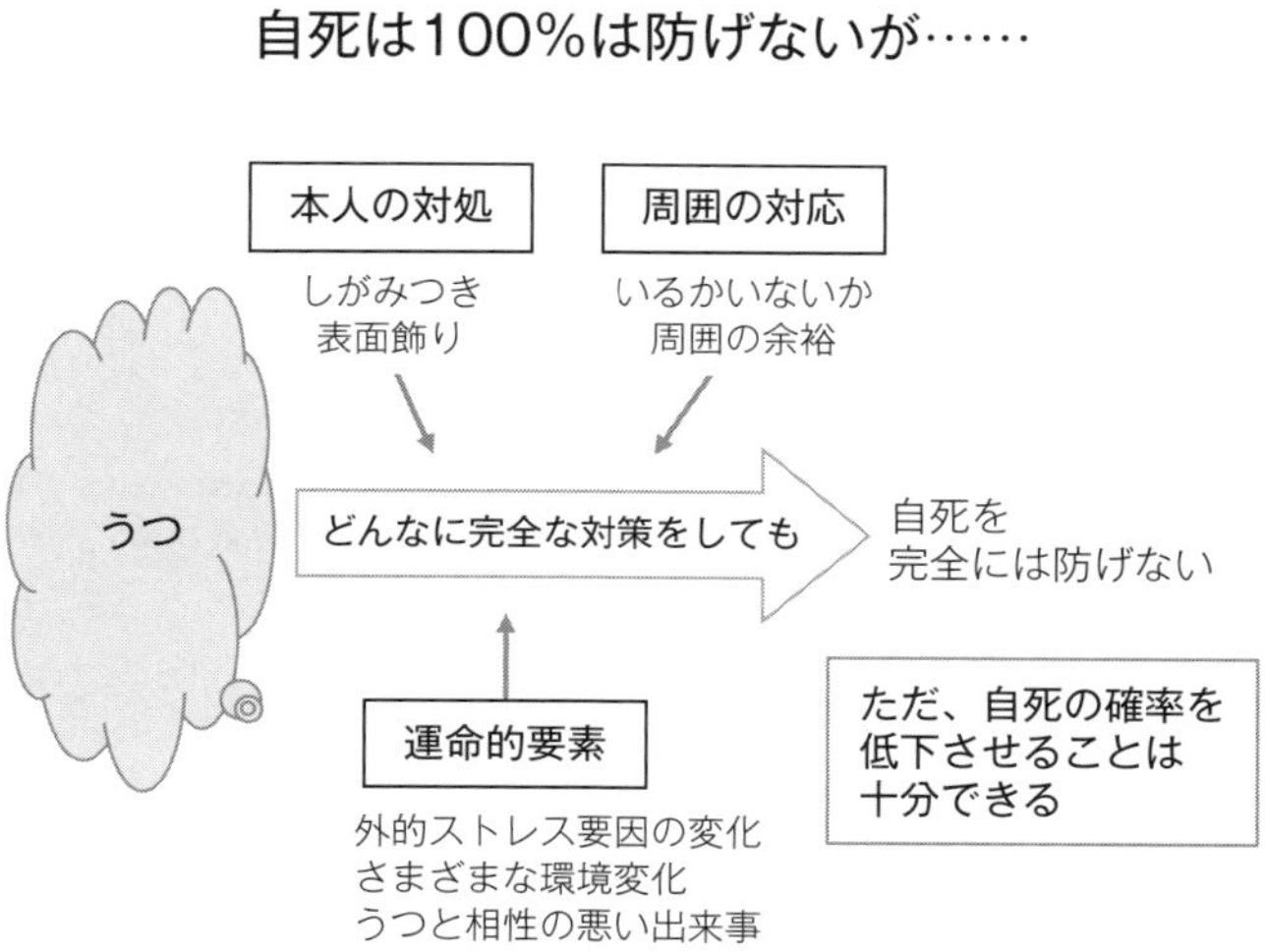
自死は100%は防げないが……
本人の対処
しがみつき
表面飾り
周囲の対応
いるかいないか
周囲の余裕
うつ
どんなに完全な対策をしても
自死を
完全には防げない
運命的要素
外的ストレス要因の変化
さまざまな環境変化
うつと相性の悪い出来事
ただ、自死の確率を
低下させることは
十分できる

図18　自殺を防ぐために

どんな名医が治療しても、すべての人のがんを治せるわけではないのと同じです。

では私たちには、何もなす術がないのでしょうか。

自死を一〇〇％防ぐことはできませんが、自死に至る確率を減らすことは充分にできるのです。

この章では、その確率を減らすための知識や方法を紹介していきます。

最初に、これだけは「やらないように気をつけた方がいいこと」をお伝えしようと思います。助けたいと思って不安や焦りが強くなればなるほど、人は善意で、あまり援助にならないことをしてしまいがちです。

例えば、人が頭を打って倒れている場合は、その人をあまり動かさない方がよいのですが、そういう状態に慣れていない人は必死に揺り起こしたり、より安全な場所に移動させたりしてしまいます。

あるいは、震災などで倒壊した家具に挟まれている人がいると、私たちは一刻も早くその人を家具の圧迫から解放してあげようとします。しかしそのことで逆に出血が多くなったり、悪い血がほかの部分に巡ったりして、状態が悪くなることもあります。

表2　うつと相性の悪い出来事

- 異動，出張，旅行，昇進
- シフト勤務，夜更かし
- 体力を使う活動
- 人と会うこと
  —接客，営業，プレゼン
  —クレーム受け
- ストーカー，いじめ，DV 被害
- 喧嘩，怒り，不安
- あまりにも楽しいこと
- 人を助けること
- 責任の増加
- 無意味な仕事，不公平な仕事
- 新しい仕事
- 時間制限の仕事
- 食事がとれない
- 軽犯罪がばれそう
- 信頼する人・ペットがいなくなる
- 気候の変化，台風シーズン
- 休暇，正月，お盆，クリスマス
- 物をなくす

そういうこと「さえしないよう」に注意すれば、援助してくれる人がいること自体はとても大きな支えになります。

やってしまいがちなこと

「これはやってはいけません」というと、「それをやってしまったら相手が自殺してしまうの!?」と逆に萎縮してしまうかもしれません。自死が起こるのは先ほども説明しましたが運命的な要素がかなり大きいので、あなたの対応一つでその人の人生が決まるものではないのです。

人が自死するのにはいろいろな計算方法はあるものの、一年間に〇・〇一〜〇・〇二%ぐらいだとイメージしてください。

そうです、表現は不適切かもしれませんが、思ったより人は自死しないのです。こういう言い方をするのも、あなたに落ち着いてほしいからです。

もちろん、全く無視したり、関心を示さなかったり、何の支援もしないと、自死の確率は上がります。ただ、この本を読んでいただいている時点で、あなたがかなり熱心な支援者だと想定しています。そうすると、「無視しないでください」だけではなく、むしろ「関わりすぎないでください」というアドバイスが必要になるのです。

自死予防は、「距離感」が最も重要です。

支援しようとするあなたが、パニックになり、必死に自死を止めようとすると、図19（71ページ）のように、自死のリスクは逆に高まってしまうのです。

この図は、データに基づくものでもなく、完全に私たちの主観ですが、イメージを伝えるために、グラフの形で表現しました。例えば、いま支援しようとする当事者の自死リスクが〇・〇二％以上あるとしましょう。あなたがいるという事実だけでかなりリスクが減るのです。そして、そのあなたが、いまから言うことを控えたら（やらなかったら）リスクが〇・〇一％ぐらいまで下がると思ってください。

「これだけやらなければ合格」と思っていただくといいと思います。

それは、当事者の考え方、感じ方、行動に対して、

●無視しない

●否定しない（悪いと言わない）、明るくしようと思わない
●アドバイスしない、無理強いしない
ということです。
ただ、これが案外難しいことなのです。初めての人はなかなかできないと思いますが
それでも、この三つを頑張ってほしいのです。
無視する、否定する、アドバイスする、はすべて、その人を「何とかしたい」という気持ちから生じる行動ですが、そこには、支援者自身の不安を取り除きたいという思いもプラスされています。なので、まずこれまで説明してきた内容をきちんと頭に入れて、自分を落ち着かせることから始めてください。

無視しない

身近な人が自死するかもしれないと思うと、周囲の人は、パニックになり「なに、バカなことを言ってるの」とごまかしたり、「死ぬなんて言わないで、ちょっと思っただ

周囲の必死さと自死予防確率のイメージ

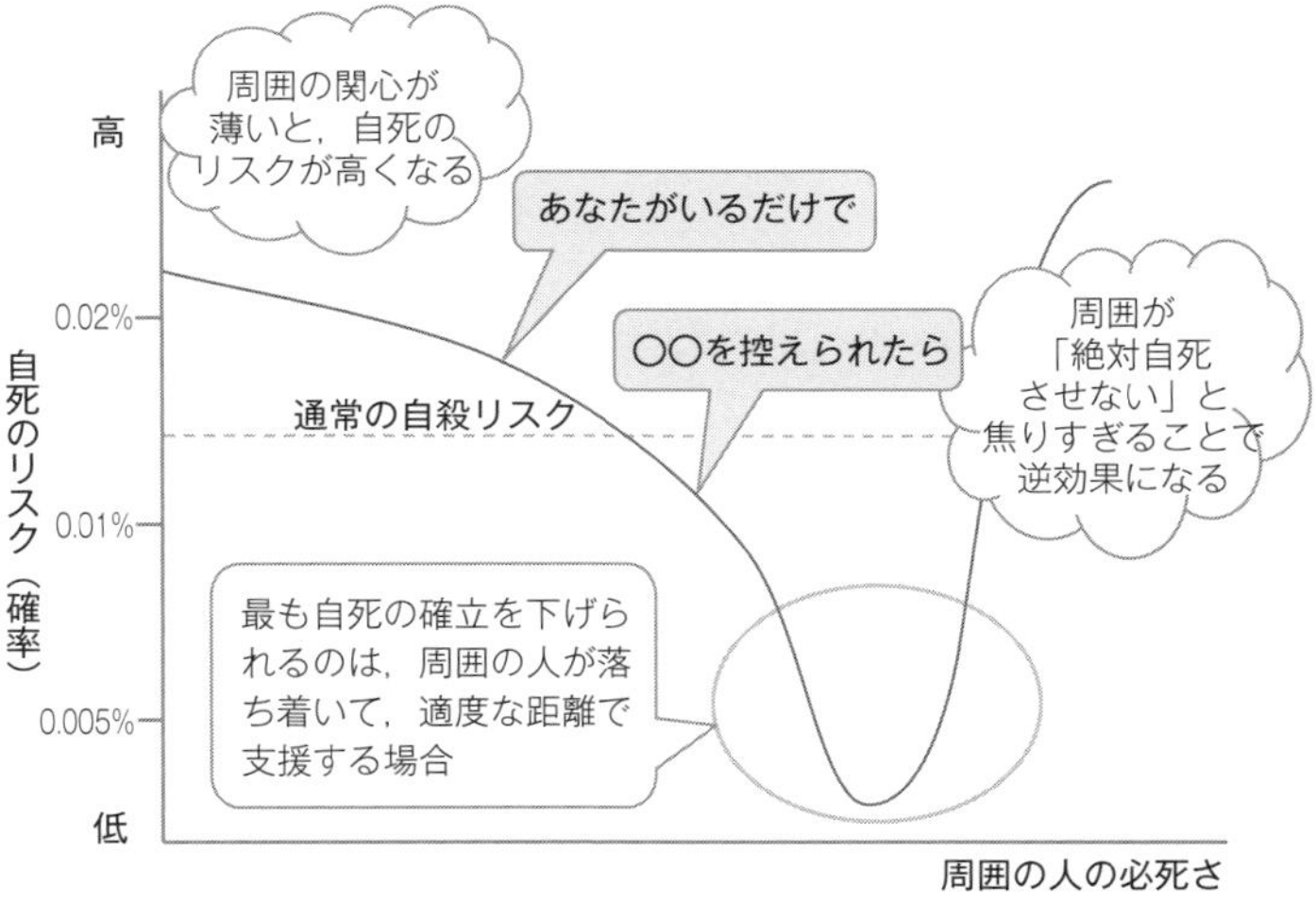

図19　自殺予防に対する周りの必死さとの関係

けでしょ」と無視してしまいがちです（図20）。

二段階までは、本人も否定しています。自分でも半信半疑で相談してみたところ「気のせいよ」などと言われると、「やはり気のせいなんだ」とか「もっと我慢すべきだな」と感じてしまいます。

また本人のそんな反応で、周囲の人も「よかった。やっぱり大したことないのだ」と安心してしまいがちです。このようにして「死にたい気持ちはスルーすればよいのだ」と誤解している人が多いようです。

その場をスルーして本人も周囲も安心したとしても、本人を取り巻くストレスフルな現状、つまり疲労蓄積し続ける状態が変わらない限り、うつの症状である死にたい気持ちはまたやってきます。

何回かスルーされた人に対しては、当事者が相談しにくくなってしまうものです。

例え本人が冗談っぽく話したとしても、周囲の人は「この人はもしかしたら二段階なのかもしれない」ということを心のどこかに留めておくのがよいでしょう。そして何らかのタイミングで「最近どう？　眠れてる？　もしかして調子悪くない？」のように不

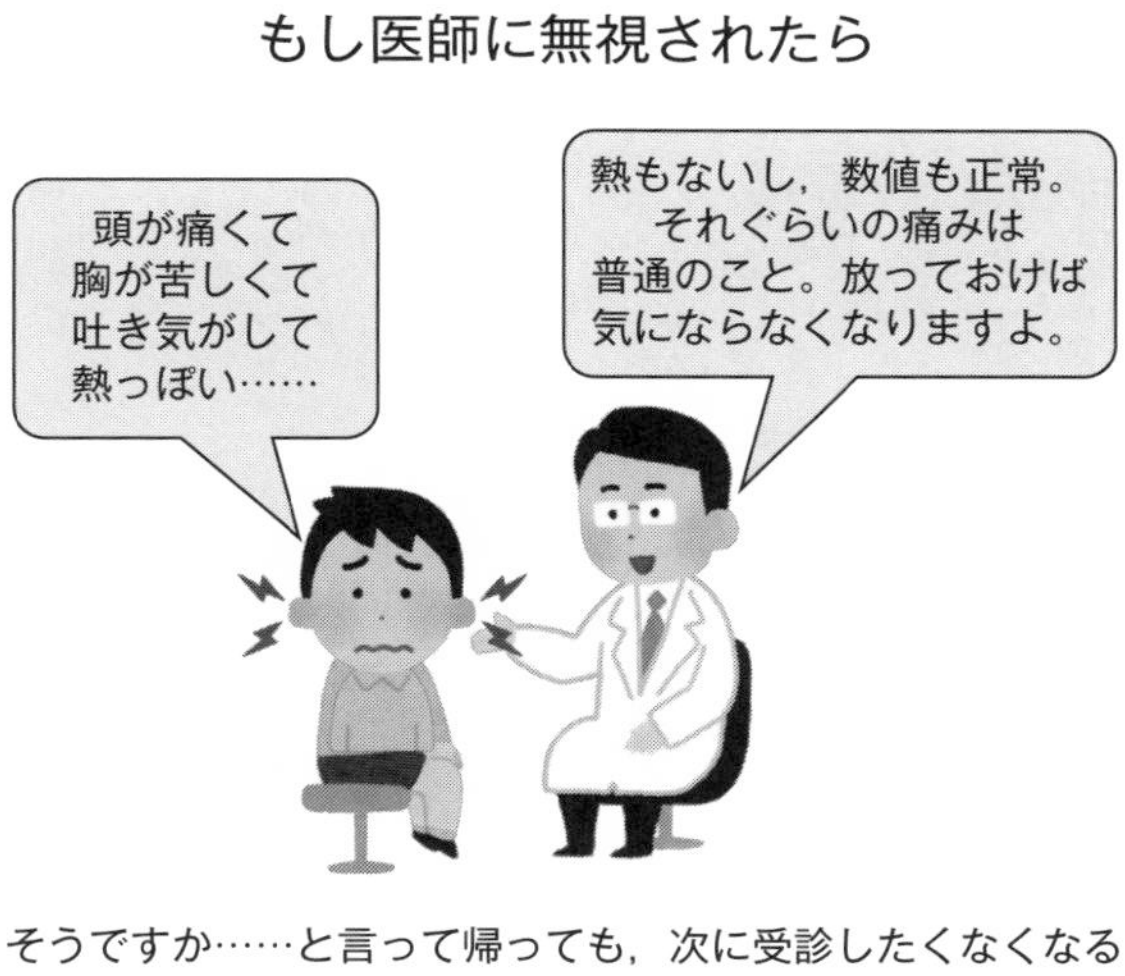
もし医師に無視されたら
頭が痛くて
胸が苦しくて
吐き気がして
熱っぽい……
熱もないし，数値も正常。
それぐらいの痛みは
普通のこと。放っておけば
気にならなくなりますよ。
そうですか……と言って帰っても，次に受診したくなくなる

図 20　もし病院で症状を無視されたら……

調の内容（図7：33ページ）を具体的に聞いてみるとよいと思います。

否定しない（悪いと言わない）、明るくしようと思わない

次にやってしまいがちなのが、本人の発言を否定してしまうことです（図21）。例えば本人が自分のことを責めたり自信がないなどと言うと、普通の人は「君のせいじゃない」とか「あなたにはこんな能力があるじゃない」などと言って励ますでしょう。もし相手がうつ状態でなければ、あなたのそんな励ましによって、元気になるかもしれません。

しかし「死にたい」という気持ちは、先に紹介したようにうつ状態の精神症状として出ているのです。つまり自信がない、自分を責める、不安がる、のは症状です。

風邪をひいて熱が出たり咳をしてしまう人に対して、「熱なんかあるわけないじゃない」と言ったり、「熱を出しても何のいいこともないからやめたら」とか、「咳をすると周囲に病気をうつすからからやめなさい」などと言ったらどうでしょう。論理的には正

もし医師に否定されたら

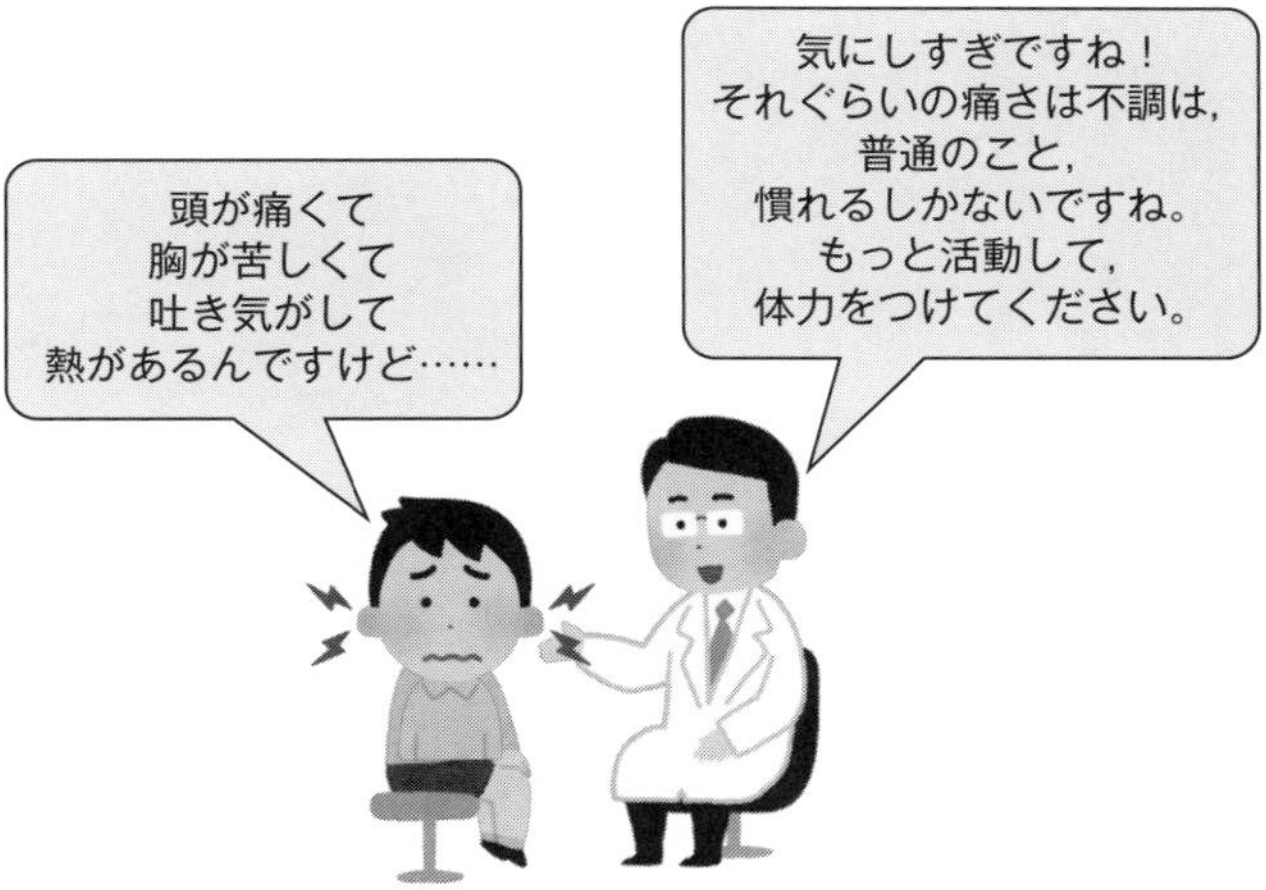
頭が痛くて
胸が苦しくて
吐き気がして
熱があるんですけど……
気にしすぎですね！
それぐらいの痛さは不調は，
普通のこと，
慣れるしかないですね。
もっと活動して，
体力をつけてください。

責められているように，努力を強いられているように感じて，
とてもつらくなる

図 21　否定されるとどうなるか？

しい部分があるかもしれませんが、言われた方は、せっかく助けを求めたのに、逆に、責められたように感じてしまいます。

死にたい気持ちについても、周囲から「命を粗末にするものではない」とか「そんなことを思ってはいけない」「自分だけの命ではない」「家族のことを考えてみたか」などと返されると、「死にたいと思うことは悪い思考である」というメッセージが伝わってしまいます。

これは本人にとって「自責の念」と「自信のなさ」を刺激されるつらい応答になってしまいます（表3）。

先にお話ししたように、うつ状態の本人にとっては、周囲からしてみると大したことではなくても、二・三倍もの不安を感じ、二・三倍自信をなくし、二・三倍自分を責めてしまう「症状」が出ているのです。

本人もそう考えるのを止めたいとは思っていても、風邪の時に熱を自力では抑えられないのと同じように、うつ状態の精神症状も、意思では変えられないものなのです。

変えられないものを変えろと言われるのは、大変負担ですし、自分のことを理解して

表3　否定される時の言葉の例

否定になる（とられる）言葉例（1）

- **悪く考えすぎだよ**
  —確かにそうかもしれないが，どうしても不安で悲惨なことを考えてしまう。そのことを非難されているように感じる
- **不安は誰にでもある。乗り越えなきゃ**
  —この人は，人ごとだから言える。本当に自分のことを考えてくれていない。もしだめだったら，自分の人生が完全に終わってしまう。だから簡単には動けない
- **自分を責めない方がいいよ**
  —理性では自分のせいではないと思う部分もあるが，自分が原因で周囲に迷惑をかけている気がしてならない。責めないでいいよと言われるのも，本当は責めているのに自分に配慮して反対のことを言っていると感じてしまう
- **もっと自信を持ちなよ**
  —たしかにうまくいったかもしれないが，それはたまたまで，それで自信を持つことなんてできない。本当の自分はダメな奴。それを知られたら，この人だって自分を見捨てる。せっかく勇気を出して告白してみたが，やはり理解してもらえない
- **そんなに自分を卑下すると，みんなから嫌われるよ**
  —どうしても自信がなくて，それを素直に言っているだけ。アピールなんかしてない。でも，きっとみんなにも，すでに嫌な奴，弱い奴，アピールする奴と，思われているんだ
- **彼はそんなに悪い人じゃないよ**
  —そうかもしれない。でもこわい。こうしてビビっている自分を責められているようでつらい

否定になる（とられる）言葉例（2）

- **「（相手が充分に話し切っていないうちに）あーわかるわかるそれはつらいよね。でもそういうことも一つの成長のチャンスじゃないかな」**
  —大変なことではないように思われている。真剣に関わってくれていないし，そんなことで悩んでいる自分はダメな人間だと言われているようだ
- **「（周囲からいじめられている内容に対して）僕も過去に同じようなことがあったけど，○○などで乗り越えられたよ」**
  —我慢しろ，努力しろと言われているよう。そうしたらいいと思えても，実行しようという気力が起きない。体が動かないということを伝えられない，理解してもらえない
- **「相手はきっとそういうふうに君のことをいじめようとは思ってない，ただ気がついてないだけじゃないかな」**
  —そうかもしれない。ただ，それで落ち着けないし，怖い。体が反応してしまう。それをコントロールできない自分が情けないし，それを非難されているようだ
- **「将来は○○になりたいんでしょう。いい経験じゃない」**
  —理屈ではそうかもしれないが，そんなレベルじゃない

もらえない孤独感（自信の低下）を感じ、さらに理屈ではわかる部分もあるので、自分を責め、期待通りに改善できない自分に支援者が愛想を尽かすのではないかという不安も大きくなっていきます。

また、うつ状態の人と話をしていると、過剰な自信の低下、自責の念、不安、負担感の方向からの会話になるので、聞いてる方が「暗いな」とか「ネガティブだな」と感じてしまうのが普通です。

多くの人は、そういう考えをするから、死にたい気持ちが出てくるのだ、と単純に考えてしまいます。すると、どうしてもその暗いネガティブな感じ方や考え方を明るくポジティブなものに変えてあげたくなります。

相手が元気な時なら、とてもよい支援になるかもしれませんが、うつ状態の人にとっては、これも、自分でもどうしても変えられない症状を非難されるように受け取られるのです。

また、支援者が、必死に明るいテーマに話題を変えようとしているのがわかると、当事者は、「この人を苦しませてしまった」と後悔（自責）しますし、「死にたい気持ちは言ってはいけないのだ」と、ますます本人だけで抱えて苦しむことになっていきます。

「うつの人に励ましは厳禁」と言われますが、それは、ここで紹介したように、うつの症状を理解してもらえず、考え方を変える努力を強いられるからなのです。

アドバイスしない、無理強いしない

「うつの人に励ましはダメ」と言われますが、その「励まし」には、ネガティブな考え方を否定することだけではなく、「こうした方がいい」という方法論をアドバイスすることも含まれています。

実は本人も途方に暮れているところがあるので、「どうしたらいいか」という方法論を切実に求めている部分もあるのです。ただ一般の方がうつ状態の方にアドバイスをすると、うまくいかないことが多いのです。

それには大きく二つの理由があります。

まず、一般の方のアドバイスは、うつ状態の本人が訴える表面的な問題解決もしくは、うつの精神症状に対する考え方や感じ方の修正案であることが多いからです。

この場合、本人も「そうかもしれない」と思っていることが多いので、提案される具体的な対策を試みるかもしれません。勇気を出して人間関係を改善しようとしたり、自分に足りないところを補強しようとして、自己啓発セミナーを受けてみたり、学校に入ってみたり、厳しいトレーニングを受けてみたりするかもしれません。また一生懸命感じ方、考え方を変えようと努力もするでしょう（図22）。

これまでお話ししたように、うつ状態は蓄積した疲労が原因で生じており、すでに身体症状、精神症状が出ている状態です。

風邪をひいた時にスポーツのトレーニングをしてもつらいだけのように、うつ状態で、思考が回らず対人恐怖がある時に、人間関係を改善しようと思ってもうまくいかないのです。また、自信がなく不安が強い時に、明るく考えることなどできないのです。できないことをやればやるほど、誰だってどんどん自信が低下していきます。これが一般の方のアドバイスがうつの当事者の支援になりにくい、という一つ目の理由です。

二つ目の問題はアドバイスを実行させようとする情熱の問題です。

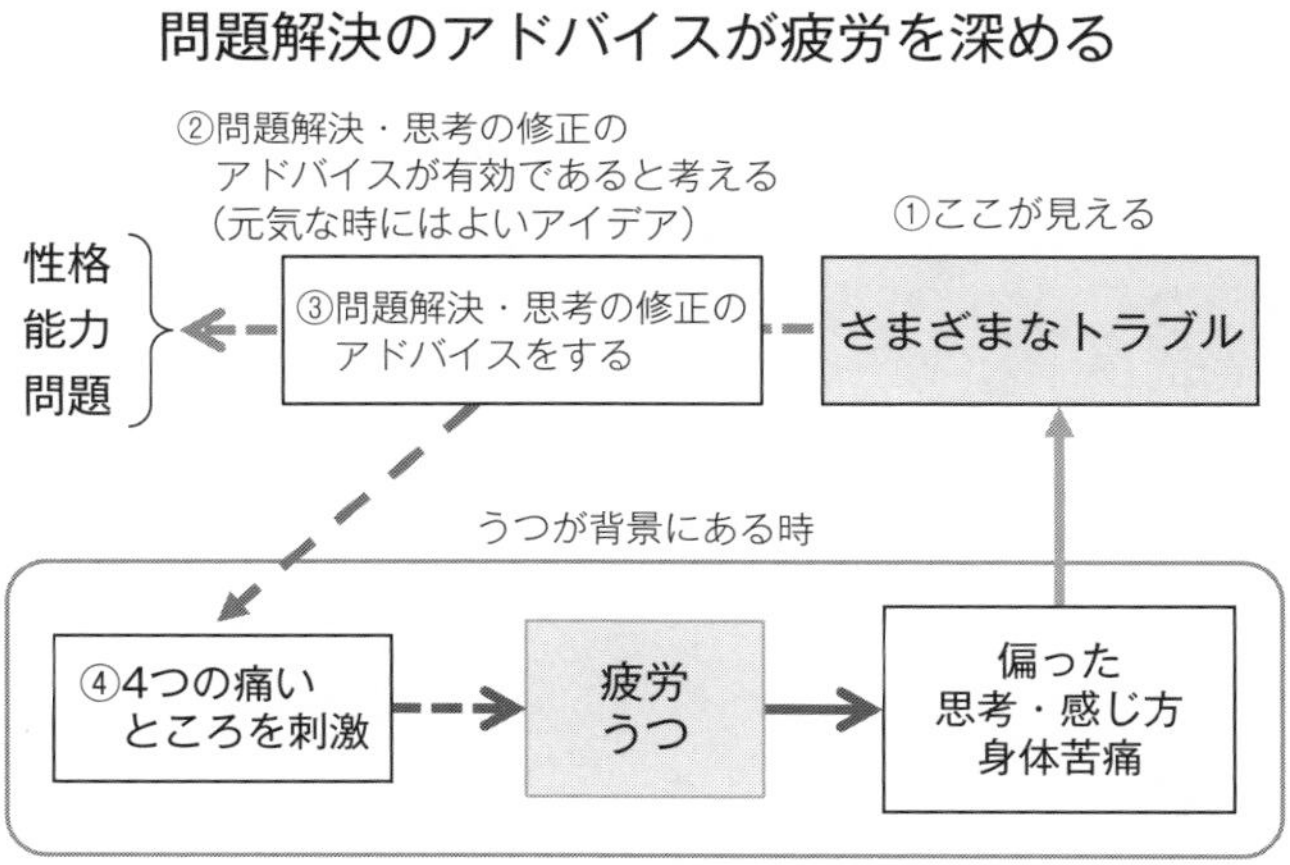

アドバイスが4つの痛いところを刺激し，うつを悪化させる

図22　アドバイスが与える刺激

当事者が、アドバイスを単なる「情報提供」と受け取ることのできる状態なら、アドバイスは当事者の役に立ちます。ところがアドバイスが押し付けになると、うつの当事者は非常に強く苦しむことになるのです（図23）。

うつ状態ではとても不安が強いので、普通なら「よいアイディアですね」と言えるようなアドバイスでも、「とてもうまくいくとは感じられない」のです。そんな「やっても無駄だろう」と思うことをやらなければならないとなると、非常に強い負担感を感じてしまいます。

とても実行できそうもないので、あらかじめ「できない理由」をたくさん述べてしまいますが、そんな自分に自信を失い、自責を感じてしまいます。その先には、もしこのアドバイスを実行できなかったら、この人にも見放されてしまうという不安や絶望感を持ってしまうのです。

当事者に近い人々は当事者を救いたいし、自分の不安も小さくしたいので、どうしてもアドバイスを実行させたくなってしまうのです。

ただ当事者にとっては、そんな無理強いされるアドバイスなら、むしろない方が、楽

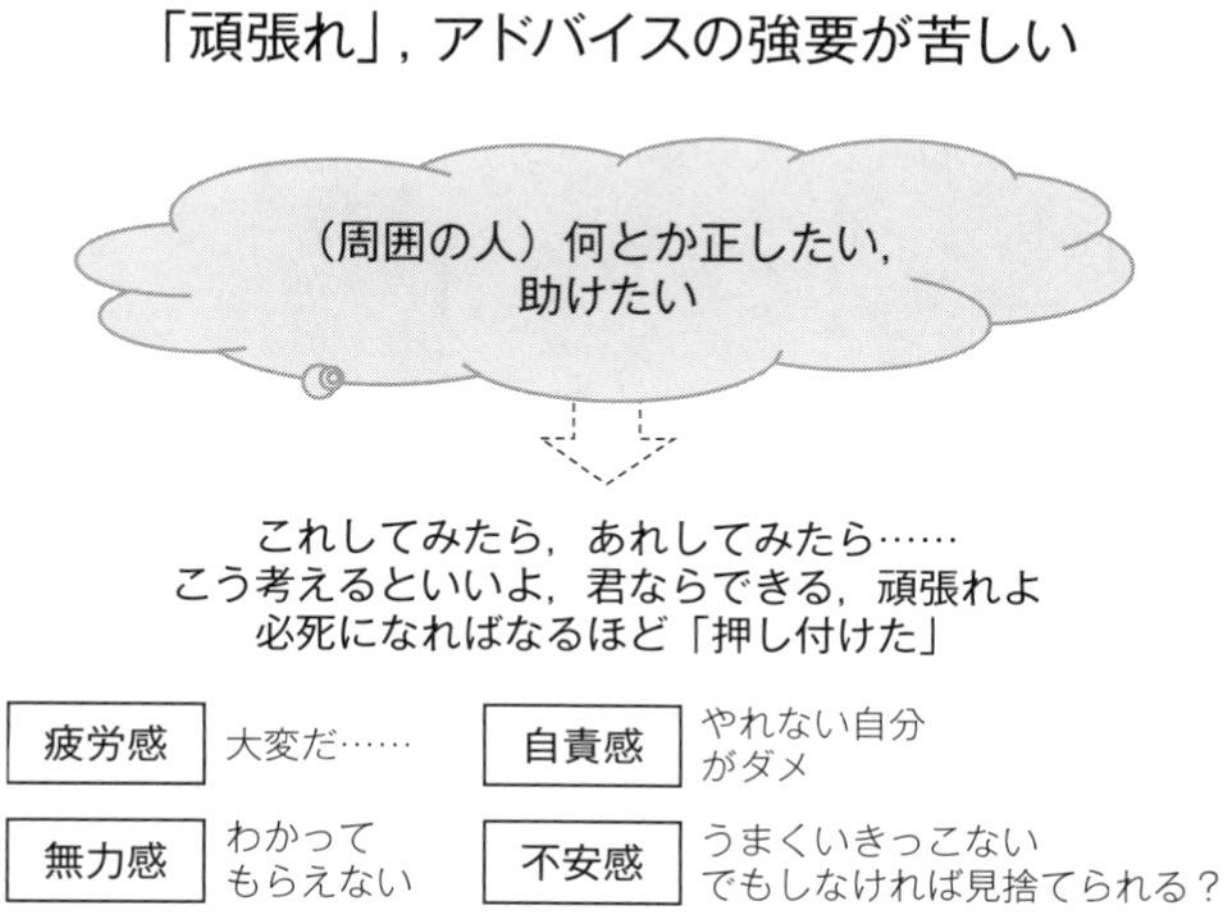
「頑張れ」，アドバイスの強要が苦しい
（周囲の人）何とか正したい，
助けたい
これしてみたら，あれしてみたら……
こう考えるといいよ，君ならできる，頑張れよ
必死になればなるほど「押し付けた」
疲労感
大変だ……
自責感
やれない自分
がダメ
無力感
わかって
もらえない
不安感
うまくいきっこない
でもしなければ見捨てられる？

図23　アドバイスはどう受け取られるか？
（4つの痛いところ）

に日々を過ごせるのです。

どんなに優しい口調で言葉を選んで言っても、否定や無理強いは当事者を苦しめます。私たちカウンセラーはこのバランスに気をつけています。

死にたいに対処するより、寄り添う

「寄り添う」というのは、倒れそうな本人の歩みを邪魔することなく、肩を貸してあげるようなイメージだと思ってください。本人は自分のペースならなんとか進んでいけるのです。ところが無視されたり、否定されたり、アドバイスを強要されたりすると、急に動けなくなります。

当事者は、必死に生きようとしています。私たちは当事者の生きる力を信じて、「当事者の今の歩みを邪魔しない」というスタンスを取っていくことが、自死の確率を少なくする方法なのです。これにはかなり覚悟が必要です。

祖父母や親族、友人など事情をあまり知らない人が、当事者の今後を思って善意で、励ましやアドバイスなどをする場合があります。

例えば、親はこれまでの「やらない方がよい」項目を理解しても、祖父母が必死に関わってくる場合も多いようです。親も祖父母との人間関係などもあって、すべてを拒否することは難しいことがあるかもしれません。祖父母は、孫がかわいく何とかしてあげたい、将来のために、自分が嫌われても導かなければ……と、善意で関わってきます。愛情を持ち善意であることがわかるだけに、本人も親も大きなストレスを抱えてしまいます。同居している場合などはなおさらです。

こういう場合は、うつの当事者（孫）から自分の状態を説明することはできません。親が代わりに、本書などを利用して、祖父母にできるだけ距離をとってもらうようにお願いしてください。祖父母の価値観がなかなか変わらない場合もあります。そういう場合は当事者を祖父母から物理的に離すことも検討するとよいでしょう。

寄り添う効果

寄り添う支援について、もう少し具体的にお話ししましょう。

寄り添うとは、「いろんなアドバイスや生き方などの修正をしないで、本人の日常を支える支援」の方法です。

具体的には身体的な病気になっている人への支え方を、イメージするとよいでしょう（図24）。

例えば交通事故で怪我をした人がいれば、生活するのは大変困難になるでしょう。その怪我に応じて周囲の人が支援していきます。足を怪我して買い物ができなければ買い物を支援してあげるし、手を怪我したのなら、代わりに食事を準備してあげます。

うつ状態の人の場合、心の悩みを訴えますが、身体的なつらさ、特に疲労感がかなり大きいのです。うつを抱えながら生活することは、とても大変なことなのです。悩みの支援ではなく、生活の支援をしてあげてほしいのです。

先の交通事故の例とは違い、買い物に出ることも料理をすることも、やろうと思えば

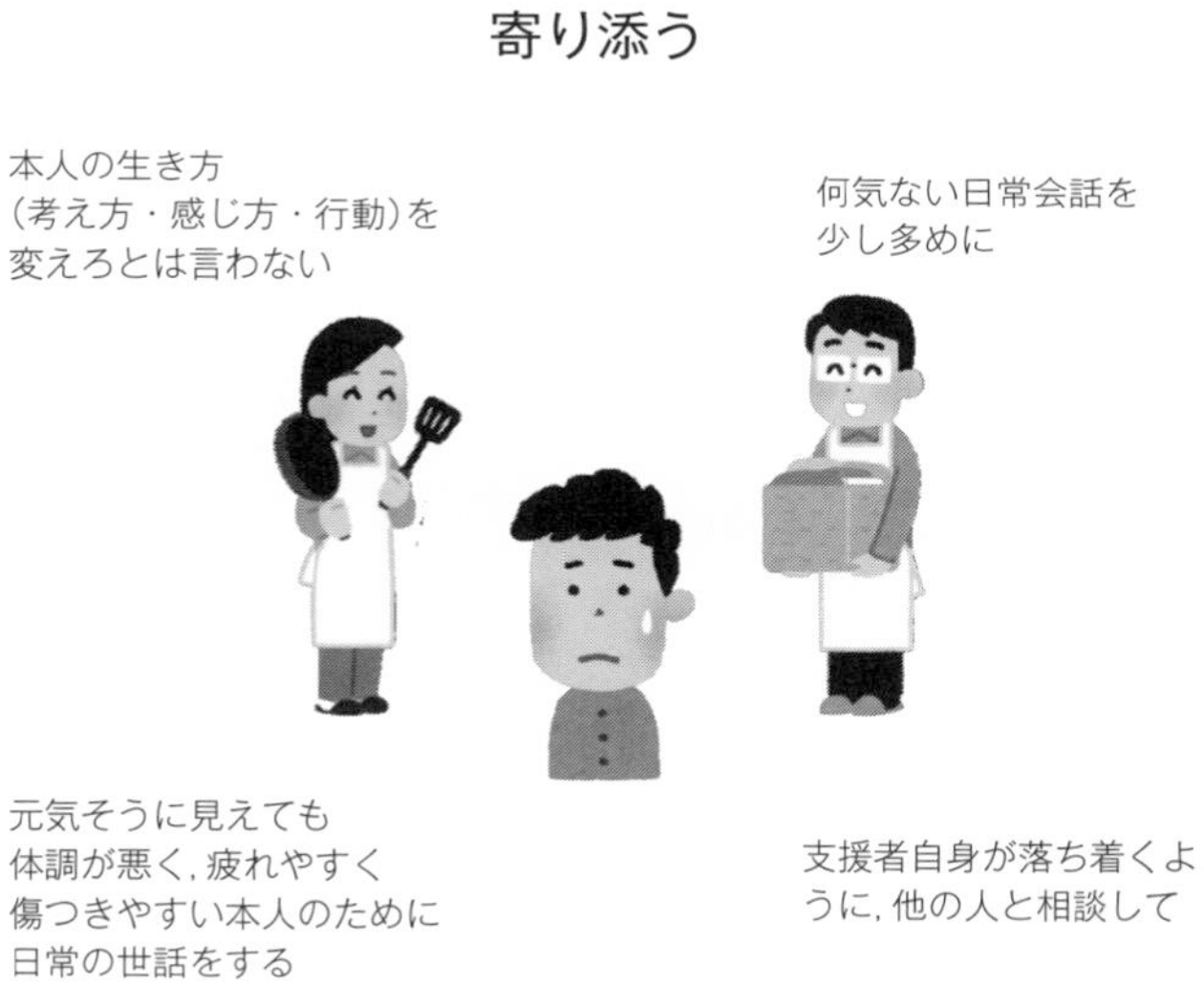
寄り添う
本人の生き方
（考え方・感じ方・行動）を
変えろとは言わない
何気ない日常会話を
少し多めに
元気そうに見えても
体調が悪く，疲れやすく
傷つきやすい本人のために
日常の世話をする
支援者自身が落ち着くように，他の人と相談して

図24　「寄り添う」とは？

できるかもしれませんが、うつ状態は日常のことが、二倍も三倍も大きな負担になってしまいます。また、波があるので、できる時とできない時があるのです。

対人恐怖がある場合は、他の人と接することにもエネルギーを使います。人と会うのが怖いから買い物に行けないという方も多くいます。生活の支援はうつ状態の人にとって、とても大切な手助けになると理解してください。

このような支援は、当事者が抱える悩みへの支援というより、「自分をケアしてくれる味方が増える」という支援になります。戦いに例えれば、敵の力が変わらなくても、味方が増えれば戦いは有利になります。問題解決の支援ではなく人間関係での支援と心得てください。

もう一つ重要なことがあります。

それは、日常のなにげない会話を少し多くしてあげることです。

うつ状態の人はただぼうっとしていると、自分を責めたり、将来の不安のことで頭がいっぱいになってしまいます。スマホや動画、音楽、料理、軽い運動などで、自分なりに気を紛らわせるように工夫してほしいのですが、実は一番楽に、つらい思考を考えなくて済むのが「人との日常的な会話」なのです。

周囲の人は死にたい気持ちを持っているとわかった瞬間から、当事者に何を話していいか、非常に気を遣うようになり、どうしても口数が少なくなります。その空白の時間が、うつ状態の方を苦しめてしまう場合が多いのです。

ですから、これまでと同じように日常会話をしてほしいのです。アイドルやスポーツの話題、天気、食べ物、テレビ、ゲーム、ほかの家族や友人の話題、何でも結構です。

ただ、次のようなことには気をつけてください。

いつものこととはいえ、例えば食事が細くなっている時に「もっと食べて食べて」と言うのは、本人にとって「行動を変えろ」と言われることに当たるので、つらくなります。

また「ゲームをしない」とか「外に運動しに行け」「早く寝なさい」「規則正しい生活をしなさい」などと言うことも、いつも言っていることであっても、当事者の行動を変えろというアドバイスになってしまうので、いまは控えてください。

「将来どうするの」という話も、避けておいた方がいいでしょう。不安や自責を刺激します。楽しい希望を持たせようと思っても、いまはそんな思考は生まれにくいのです。

また「今日の体調はどう?」というのをあまり聞きすぎると、それに対して相手の望むような答えをいちいち考えなければならないので、回数が多くなり過ぎないようにしましょう。「元気そうだね」という言葉も、案外本人にとっては負担に感じる場合も多いものです。元気なイメージを裏切ってはいけないというプレッシャーになるからです。体調のことを漠然と聞くより、「何かあったら言ってね」や「昨日は眠れた?」など具体的に聞いてあげてください。それもしつこくなくあっさりと聞くのがコツです。

これら以外のテーマで、当事者が人知れず傷ついてしまうこともあるのですが、それは個人によって違うので、完全に予測することはできません。それよりも先にお話ししたように「一般的な話題を普通にしてあげる」意識の方が重要です。

もし、あるテーマが当事者のうつ的な思考を刺激してしまったとしても、当事者の様子を観察していれば、つらそうにしていることがわかるので、その時点でその話題を切り上げればよいのです。

ただうつの当事者が男性の場合は、元気な時でも女性より会話量が少ないことが多いので、相手の反応を見て、少し煩そうだなと感じる場合は、そっとしておいてあげてください。

いずれにしても相手の状態をよく見て判断してください。

自死の確率を小さくするのは人間の力

自死の確率を小さくするには、もちろん当事者が抱える問題を解決することも有効かもしれませんが、いま、周囲の人ができる、いえ周囲の人にしかできないのは、「困惑している当事者に寄り添う人間関係を作る」ことです。

本人が抱える問題、経済や社会的な問題や本人の性格などは、あなたが変えられるものではありません。生きる意味や存在価値について議論しても、当事者の考えは変わりません。またそれらにこだわり、変えようとすると、本人を逆に苦しめることになります。

うつ状態は「孤独の病」と言われています。うつの精神症状、自信の低下から「孤独だ」と思い込む部分もありますが、うつで悩みを表現しても、周囲に理解されないばかりか、無視され、考えを変えろと詰め寄られ、アドバイスを無理強いされることが多く、結局、自分一人でこの死にたいほどのつらさと戦わなければならないから、孤独なのです。

うつ状態のつらさを完全に理解するのは、私たち心理のプロフェッショナルでもかなり難しいことです。

しかし、苦しいうつ状態の人に寄り添い、生活を支援することは、一般の方でもできることなのです。「この人は私を変えようとしたり無理強いする人ではない」という人がいて、その人に生活を支えてもらうことは、死にたい気持ちを抱える人にとって、とても大きな支えになっていきます。これが「人間関係で支える」ということであり、この支え方は専門家や国や支援組織にはできない、身近なあなたしかできないとても重要な支援なのです（図25）。

孤独を緩められるのは周囲の人

・とにかくつらい，もうダメ
・どうしてこうなったかわからない

・自力で答えが見つけられない
・でも，少しでも早く回復のめどを立てたい

・でも，今の自分を説明できない
・わかってもらえない

・これ以上傷つきたくない
・だから話したくない

味方が欲しい

・誰か
・ダメな自分を責めずに
・自分のことを理解してくれて
・生活をサポートしてくれて
・適切なアドバイスをくれて
・無理強いしないでくれて
・アドバイス通りにできなくても見放さないでいてくれる人が欲しい

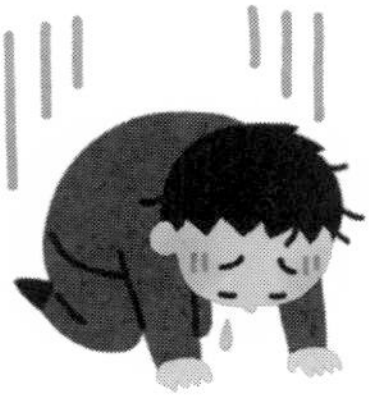

図 25　周囲のサポート

家族が支えなければというのは思い込み、冷静に寄り添う距離感

死にたい気持ちを抱える人に寄り添ってほしいのですが、実際これをやろうとすると、かなり難しい支援であることがわかります。

実は、家族は心が動きすぎるので、冷静な距離での支援が難しいのです。また本人も家族に特別な期待をするので、家族には非常に負担がかかることがあります。

一般的に家族は本人に対して、考え方を変えさせたくなったり、問題を解決させたくなったり、何らかの行動を起こさせたくなる衝動が非常に強くなります。これはもちろん当事者を何とか救わなければという強い思いからくるものですが、家族自身が非常に不安になっており、少しでも自分が安心したいという気持ちも背景にはあります。

何とか対処行動をとらせたい、考え方を変えさせたいと思う気持ちは、崖っぷちに立っている本人を、少しでも崖から離れさせたい、という状況と似ていると思ってください（図26）。

もし本人が足を骨折して、立っているのが精一杯であったら、一歩でも動くことの方

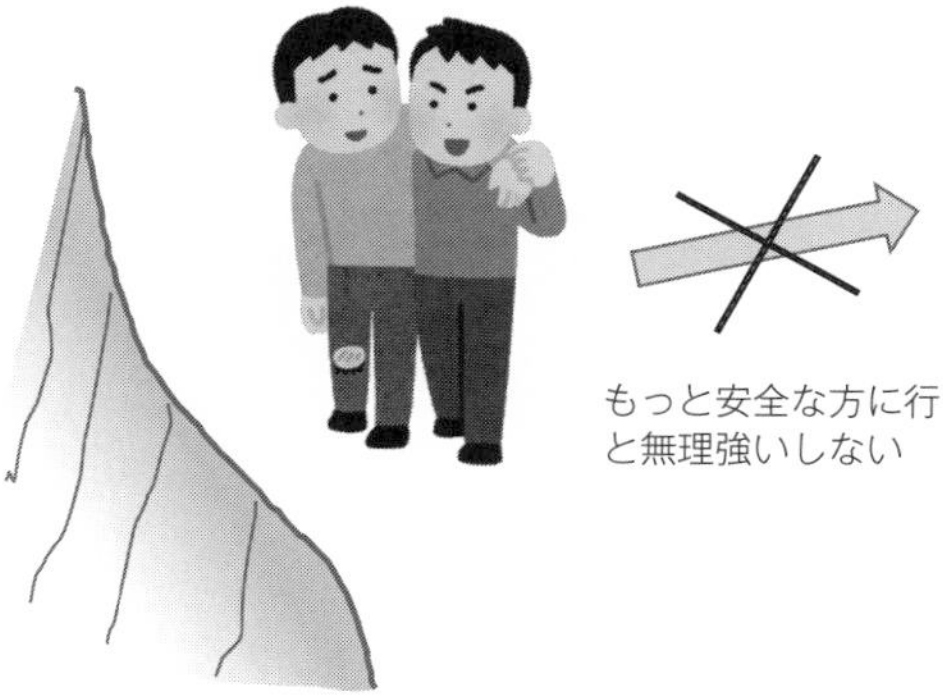
崖のそばで本人の支えとなる
もっと安全な方に行こうと無理強いしない

図 26　崖っぷちで支える

が本人にとってはつらい場合もあるでしょう。立っているだけなら、少なくとも崖からは落ちない。それよりも動くことの方が怖くて、つらいという場合もあるのです。

これが、崖っぷちに立っている本人に「寄り添う」支援です。支える当事者は、崖からすごく近いところなので、「それだけでいいの？　もっと崖から離れるようにした方がいいのに……」と強い不安を感じるかもしれません。しかし当事者としては、動けと言われる方がつらく、いまのままでも、「きちんと支えてもらえている」と思えることの方が、大きな支えなのです。

例えば家族から、「もう少し崖から離れて」とか「姿勢を変えて」などと言われ続けると、家族に対する安心感、言い方を変えると甘えられる部分から、家族につらく当たってしまうことも多いのです。

だからといって家族が急に手を離したら、本人は本当に不安定な状態になってしまいます。

家族がうつ状態の人、死にたい気持ちを持つ人、を支援する時は、この「距離感」を保った支援が大変重要なコツになりますが、実は家族だから支えなければならないと頑

家族でなくても寄り添える

いろんな支援先が
あった方が安全

むしろ周囲の人の方が
適切な距離感をとりやすい
ことも

家族自身が落ち着くように
他の人たちと相談して

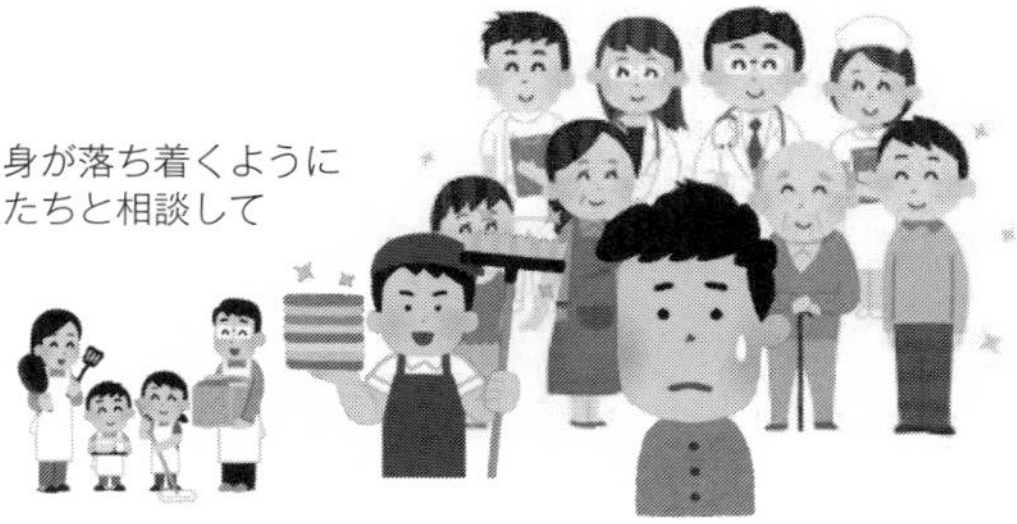

ムリせずできる支援だけでOK
家事代行などのサービスを使う

いろんな人が寄り添ってくれるのが
一番安心（味方が増える）

図 27　家族ではない人のサポート

なに思い込む必要はありません。

今お話ししたように家族はもしかしたら適切な距離で支えるのに、あまり適していないのかもしれません。トータルで考えると本人のプラスにならないかもしれませんし、不安な家族が支援していると、家族自身がうつ状態になり自分をコントロールできなくなることもあります。

そんな時は、寄り添う支援の一部だけを担い、他の方々、例えば他の親族や友人、隣人、地域の支援専門家、カウンセラー、各種家事代行サービスなど、多くの方々から支えてもらう体制を取った方が、よい場合が多いのです（図27：97ページ）。

大切な家族を他の人に任せてしまっているという自責の念を持つかもしれませんが、支援者の自責を軽くすることが目的ではなく、当事者の自死の確率を少なくすることが目的だということを思い出してください。

岸田ひろ実さんの例

岸田ひろ実さんという方がいらっしゃいます。ご自身が死にたくなった時の娘さんの対応について、ＴＥＤというスピーチ番組で紹介している話がとても参考になるので、ご本人の許可を得て、ここに紹介したいと思います。

岸田ひろ実さんは、夫に早く先立たれ、当時まだ一〇代の長女とダウン症の長男を育てながら暮らしていたところ、四〇代後半で、今度はご自分が大動脈解離になってしまいました。一〇時間にも及ぶ大手術の末に九死に一生を得たものの、胸から下に麻痺が残り、一生車いす生活を送ることになってしまったのです。

病院では、自分の将来のことや子どもたちのことなどを考えて、絶望する日々が続いていました。娘さんだけが頼りでしたが、その娘さんには絶対に心配をかけたくないという思いから、娘さんの前では、カラ元気の笑顔を作っていました。

入院して半年が過ぎた頃、ようやく外出許可が出て、娘さんと繁華街に出かけましたが、その時に車椅子生活での大変さを痛感してしまい、ようやくたどりついたレストランで、思わず娘さんに「生きていても仕方がない、死にたい」と話してしまったそうです。

しまった、傷つけてしまった……と思って娘さんの方を見れなかったのですが、しばらくして目を上げると、娘さんはパスタをパクパク食べながら、「ママがそう思っていたことは知っていたよ。ママがどんなに大変かよくわかってるから、そんなに死にたければ死んでもいいよ。でもママは歩けても歩けなくても私の支えだから、私は生きていてほしい。もう少ししたら私も社会人になるから、それまでは支えていてほしいなあ」と伝えられたそうです。

この言葉は、岸田さんの心をとても軽くしてくれました。

何よりも娘さんが落ち着いて対応してくれたのです。そして死にたいという気持ちを否定しないでくれました。死んでもいいという選択肢を与えられた岸田さんは、逆に「歩けないことなど大したことはない」と感じるようになったのです。また、娘の前では弱音を吐かないでおこうと、必死で我慢していたエネルギーを、これからは使う必要がないという開放感もありました。

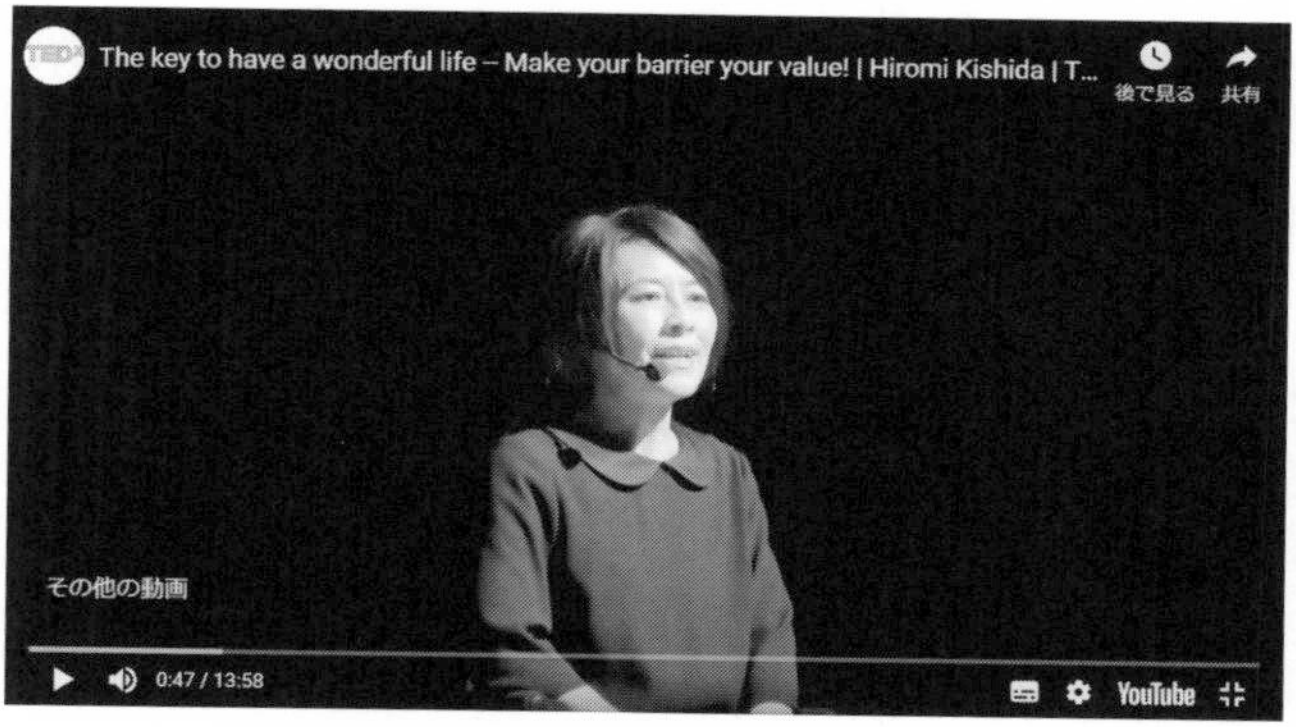
The key to have a wonderful life – Make your barrier your value! | Hiromi Kishida | T...
後で見る
共有
その他の動画
0:47 / 13:58
YouTube

図 28　岸田さんの写真

これが本書でこれまで強調してきた、身内の方にお願いしたい態度なのです。人に「死にたい」などと、しかも身内から言われる経験は、それほど多くの人が持っているものではありません。どうしても、否定したり、無視したり、助言したくなるなるのが人情です。

実際に岸田さんの娘さんも当時のことを振り返って「あの時の自分は、よくそんなことが言えたな」と思うそうですが、普通は愛する人が死にたいなどと言うと本当に動揺して、必死にその思考を止めようとするものです。

しかし、この娘さんのような対応こそ、私たちが多くの死にたい人を支える現場経験から導き出した、最も「自死の確率を低下させる対応」なのです。

岸田さんのケースの場合、ショックな出来事（手術と半身不随）があったのですが、それですぐに死にたい気持ちが生じたのではなく、入院生活を過ごす中で、どうしてもうつの精神症状（自信の低下、不安、自責）にまつわる思考が多くなり、手術の疲労とそれらの感情疲労が蓄積し、うつ状態が悪化してきたと思われます。

幸い、娘さんとのやり取りで、それ以上の感情の消耗から解放され、身体症状の回復に合わせて、うつ状態からも回復していったのです。
岸田さんの現在の活動については、ぜひ動画をご覧ください。

第4章 話の聞き方のコツ

寄り添う態度で支援すればよいとわかっていても、私たちはその人を絶対に死なせたくないという強い思いがあるので、もっと確実な方法で、もっとその人を楽にしてあげたいと考えられるかもしれません。

そこで私たち専門家の支援の方法や、話の聞き方のコツなどを少しだけ紹介したいと思います。

これから紹介するような話の聞き方をすれば、死にたい気持ちを持つ人を、もう少しだけ楽にすることができ、うつ状態への根本対応に結び付けるきっかけにもなります。

ただこういう具体的方法論になると、それを一生懸命やろうとするあまり、これまでせっかく築いてきた「寄り添う関係」を崩してしまう可能性もあるので、その辺のバランスも重視してお伝えしたいと思います。

明るい話題に逃げず、一緒に悩む

悩んでいる人の話を聞いた方がよい、というのは皆さんよく理解していることだと思いますが、死にたい気持ちを持つ人の話を聞く場合は、元気な人の相談に乗る時とは、すこし違うポイントがあることを理解してください。

まず意識していただきたいのは、「寄り添う態度」とも共通しますが、明るい話題にしないということです。最終的には明るい話題になってもいいのですが、つい暗い気分を変えてあげたいと思って、相手の話を充分に聞く前に、自分の明るい視点を紹介してしまう場合が多いのです。

死にたい気持ちを持つ人の話をしっかり聞く時は、明るい話をして気分を変えてあげようとするのではなく、むしろ「つらい話をたくさん聞く」と認識していただくといいと思います。つらい話を聞いて「一緒に落ち込む、一緒に悩む」と考えていただくといいかもしれません。

うつ状態の人は「自分の悩みなんて誰もわかってくれない」という孤独感でいっぱいです。

その絶望感、孤独感をできるだけ同じように感じて、あなたも本当に困って苦しくなった時に、実はうつ状態の方は「私のことを本当にわかってくれる味方ができた」と感じるのです。「とてもほっとした」などと表現してくれます。

岸田さんの娘さんが、「ママがそう思っていたことは知っていたよ。ママがどんなに大変かよくわかってるから、そんなに死にたければ死んでもいいよ」と言ってくれたことが、この「つらさを本当に理解してくれる」ということになるのです。

一般の人は、そこからどう立ち上がるのだという方法論にどうしても目が向くかもしれませんが、レスキューには順番があるのです。まずは孤独感を癒してからです。そうすれば次に方法論に自然に目が向きます（図29）。岸田さんも、次第に障害を抱えて生きるという方向に思考が向き始めました。方法論から入ると、寄り添う態度にならないので、逆に当事者は殻を閉ざしてしまうのです。

つらい気持ちを聞く時間で癒す

それではどういう話の展開をすればよいのでしょう。

第2章でお伝えしたようにうつ状態の人は、本来のその方とは違う思考・感覚をしています。うつの精神症状、特に「四つの痛いところ」（図15：53ページ）を思い出してください。

本人の話を聞きながら、このことは、うつの精神症状がある人には、どう感じるのだろうか、どうつらいだろうか……と想像しながら聞いて欲しいのです。つらい話をたくさん聞くのがポイントだと思ってください。

先にも触れた通り、どうしても私たちは明るい話の方に逸らしたり、「大したことは

レスキューには手順がある

アドバイスから入るとバリアに跳ね返される
アドバイスすればするほど，バリアが強化される

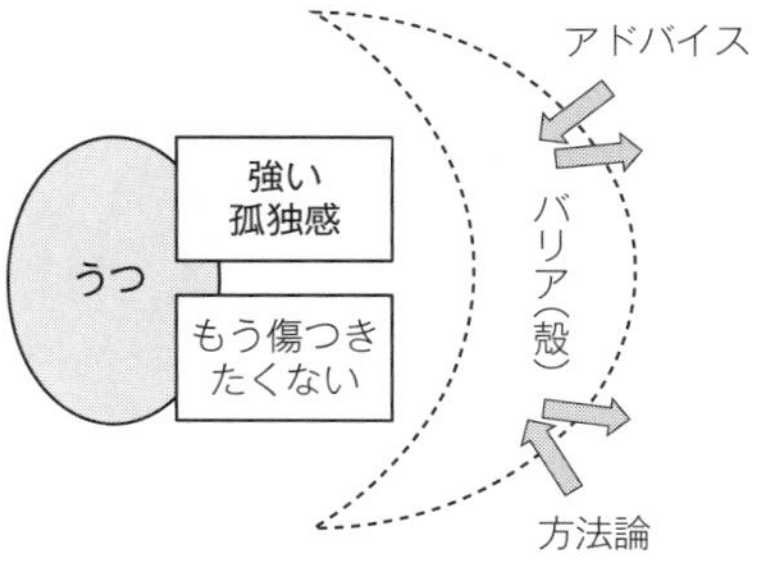

- 寄り添う支援で「敵ではなく味方」であることを認識してもらう（バリアを外す）
  - つらさを否定しない
  - 苦しさを理解する
  - 無理強いしない
- 改善のヒントを提示する
  - 実行を強要しない
  - 当事者が選んだ方法を支援する
- うまくいかなくても見捨てない
- 明るい話題に逃げない
  - 一緒に悩む

図 29　方法論からでは閉ざされてしまう

ないよ」というポジティブな視点を与えたくなりますが、それではうつ状態の人は（自分でも過剰だと思っているうつ的な）自分の思考を否定されたような気持ちになります。

代表例が「死にたい」に対する「死ぬな」の構造ですが、○○が不安だ、自信がない、自分のせいだ、などという発言に対して、それを「違う」と、論理的に否定しようとするのではなく、○○はどう不安なのか、とか、自信がないと感じるのはどんなシチュエーションで、どういうふうに自信がないと感じるのか、自分のせいと思うのはどういう思考の流れでそう思うのかなど、「うつ的思考で偏った本人からはどのように世界が見えているのか」を教えてもらうつもりで聞いていきます。

「そんなことをしたら、逆に落ち込むのではないか」と思うかもしれませんが、違います。うつ状態の人はもうすでに充分落ち込んでいるのです。聞いているあなた自身が落ち込むから、怖くなるかもしれませんが、先にも触れた通り「あなたが落ち込む」ぐらいがちょうどよいのです。

この時、落ち込むという「程度」よりも、一緒に落ち込んでいる「時間」を意識することがコツです（図30）。

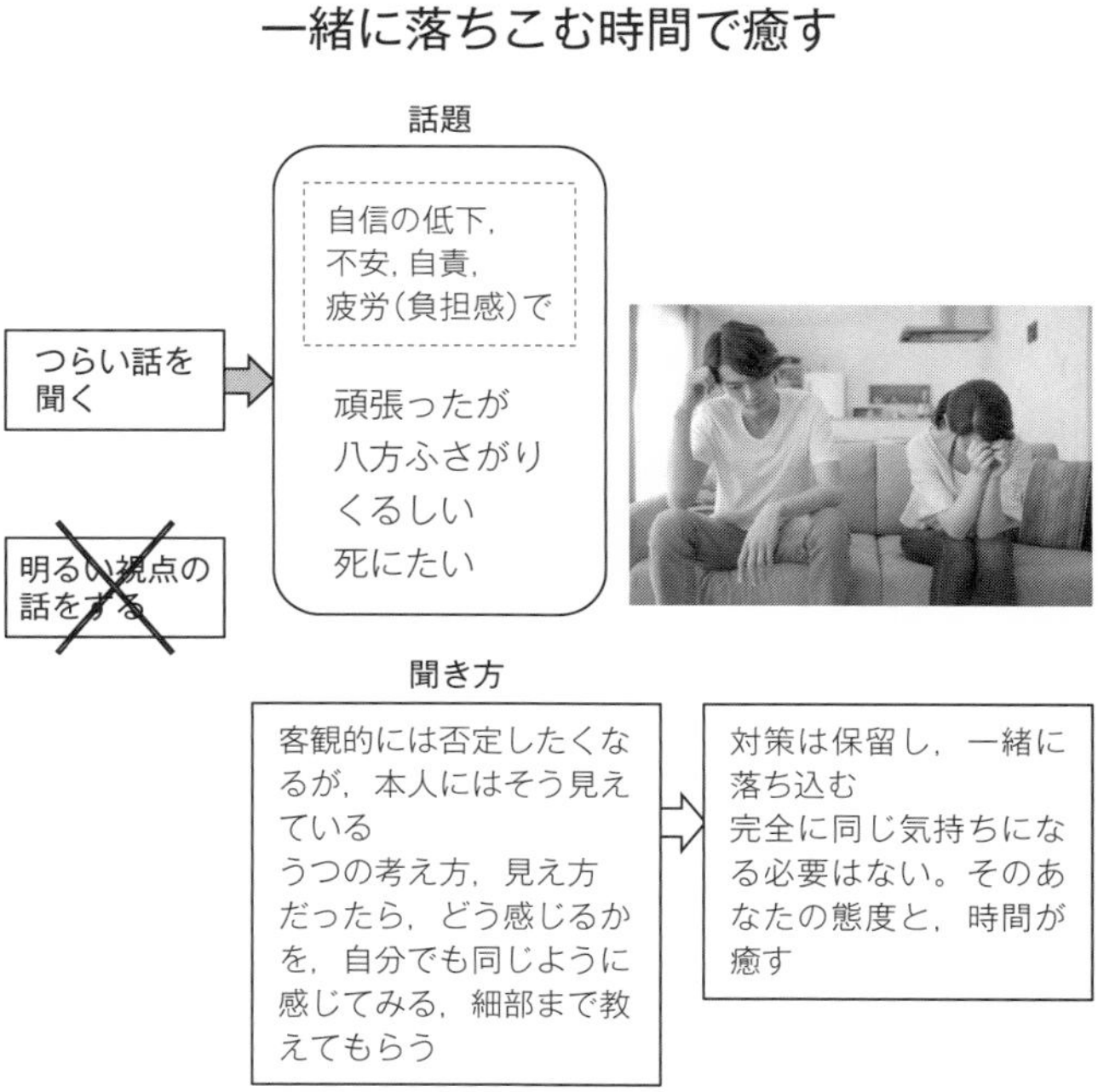
一緒に落ちこむ時間で癒す
話題
自信の低下，
不安，自責，
疲労（負担感）で
頑張ったが
八方ふさがり
くるしい
死にたい
つらい話を
聞く
明るい視点の
話をする
聞き方
客観的には否定したくなるが，本人にはそう見えている
うつの考え方，見え方だったら，どう感じるかを，自分でも同じように感じてみる，細部まで教えてもらう
対策は保留し，一緒に落ち込む
完全に同じ気持ちになる必要はない。そのあなたの態度と，時間が癒す

図 30　共感で対応する

あなたが落ち込めば落ち込むほど、自分自身が楽になりたくて、具体的な解決策を探りたくなりますが、解決策に時間を使ってはいけません。

それよりもこの相手のつらい体験やその感情を一生懸命理解しようとすることに、「時間」をかけてください。決して本人と同じような落ち込みを体験できなくても、あなたが苦しみをわかろうとしている「時間」によって、相手の孤独感が癒されるのです。

大きくうなずき、要約する

解決策を避けて相手のつらい話に時間を使うという方向性はわかっても、訓練を受けていない方には、実際にはかなり難しい作業になります。コツをお伝えしておきましょう（図31）。

まず話題ですが、相手がいろいろ話してくれるなら、それを遮らず、とにかくたくさん話してもらいます。寄り添うの部分で紹介した「日常会話を増やす」ことの一貫と考えてください。何も心理的なセラピーを進めなくてもいいのです。

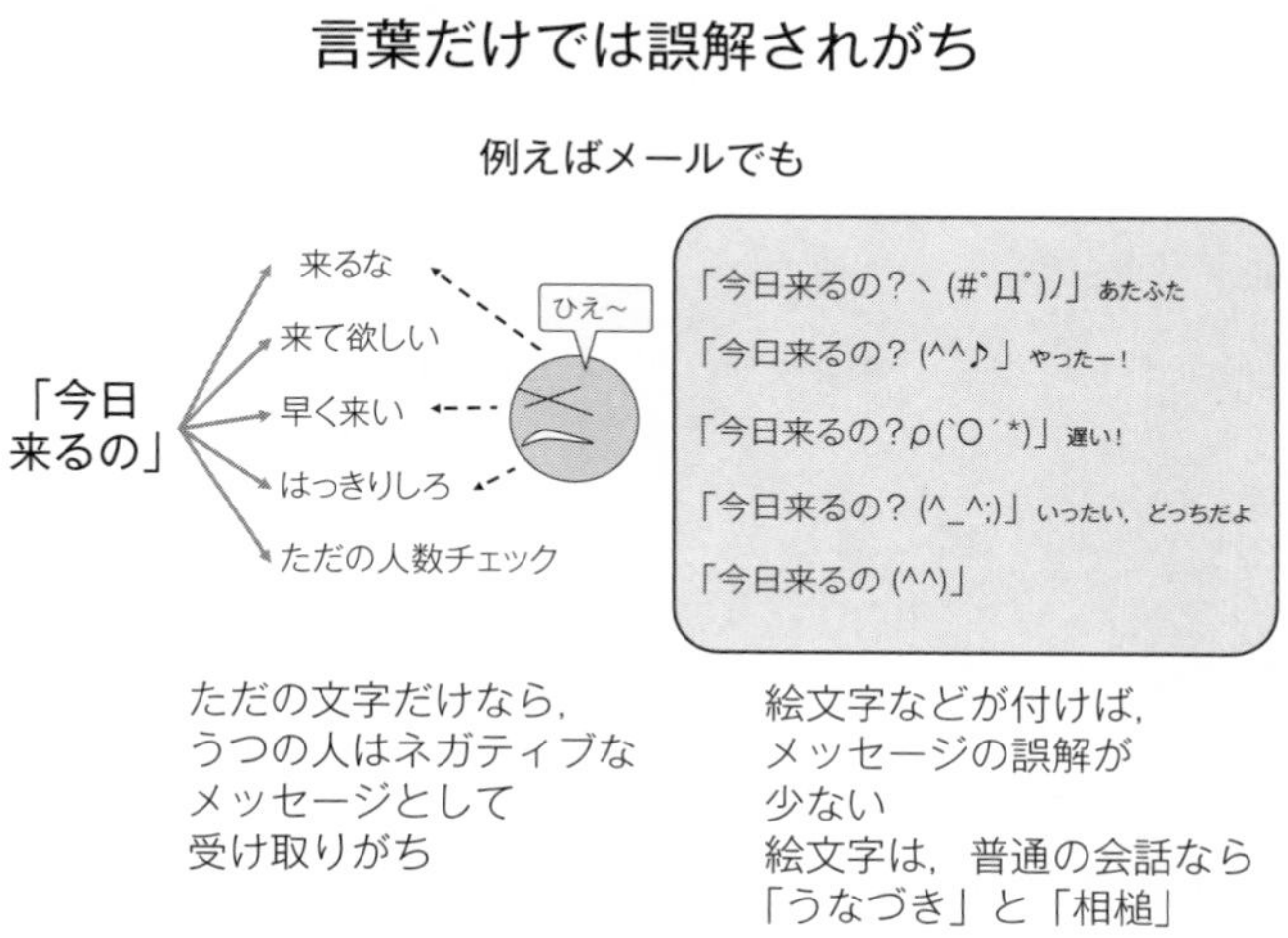
言葉だけでは誤解されがち
例えばメールでも
「今日来るの」
来るな
来て欲しい
早く来い
はっきりしろ
ただの人数チェック
ひえ～
「今日来るの？ヽ(#ﾟДﾟ)ﾉ」あたふた
「今日来るの？(^^♪」やったー！
「今日来るの？ρ(`O´*)」遅い！
「今日来るの？(^_^;)」いったい，どっちだよ
「今日来るの(^^)」
ただの文字だけなら，
うつの人はネガティブな
メッセージとして
受け取りがち
絵文字などが付けば，
メッセージの誤解が
少ない
絵文字は，普通の会話なら
「うなづき」と「相槌」

図 31　「言葉」だけでは足らない

もし、悩みを話してくれる場合は、すでに紹介した「一緒に落ち込む」のパターンで、つらい部分の話を聞いていきます。

いずれの場合でも、相手は、「ダメな自分の話なんて聞いてもらえるわけがない（自信の低下）」「絶対わかってもらえない（不安）」「ダメな私に付き合わせて申し訳ない（自責の念）」といううつ状態の精神症状の視点で、あなたがどう聞いてくれるかを大変注目して見ています。

もしあなたが、心では真剣に聞いていても、何のリアクションもせず真顔（無表情）で聞いていたら、先に述べたようなネガティブな視点で受け取ってしまい、それ以上話せなくなってしまうのです。

このように精神的に悩んでいる人は、相談場面においてもかなり偏った受け止め方をしてしまいがちです。

そこで、悩んでる人に対しても上手にコミュニケーションするためにＭＣ３（メッセージコントロールベースドクライシスカウンセリング）という技法を使います。

人は言葉や想いでコミュニケーションするのではなく、メッセージでコミュニケーションするものです。相手にいま伝わっているメッセージを、きちんと自分の伝えたいメッセージにコントロールして支援するための技法です。

ＭＣ3にはさまざまな技法があるのですが、まずこの、話を聞く場面で意識するのは、「あなたが当事者の話を聞こうとしている態度（メッセージ）」を正しく伝えることです。

先ほども触れましたが、当事者は自責の念、不安、自信のなさの視点からあなたを見ています。あなたの表情や態度、言葉を悪く取りやすいのです。

できるだけ、正しく受け取ってもらうために、当事者の発言に対して、いつもよりもかなり「大きなうなずき」をし、きちんと「相槌（うん、うん、そうか……）を打つ」ことが重要になります。

大きなうなずきと相槌の声で、この人は、わかろうとしてくれている、自分を責めていないというメッセージが伝わり、少し安心できるわけです。

いきなりやろうとすると、案外難しいところもあるので、話を聞く前に、鏡などで首ふりを練習するといいかもしれません。とにかく自分ではオーバーで恥ずかしいなと思うぐらい極端にやった方が効果があります。

そして、ある程度話が進んだら、相手が話した内容を「要約」します。

つらい出来事やつらい感情を、できるだけ「相手が言った言葉」を使って繰り返すと思ってください。国語のテストの要約ではないので、言いよどんだり、言い間違えたり、少しぐらい内容が違っていても、全く問題ありません。とにかく「私はあなたの話をきちんと聞いているよ」というメッセージが伝わればいいのです（図32）。

例えば、疲労の三段階のところ（48ページ〜）で登場したAさんのカウンセリングでは、「そうかあ、『月の半分は出張』なんだ、すごいというかひどいね。そんな状態で会議が少しでも長引きそうなら、『イラついて、「それで結局何を言いたいの？」と部下を問い詰めるような発言』をしてしまうのも、わかるなぁ。それでも毎日頑張って、その月は社長賞を取ったんだよね。すごいじゃない。

でも、最近は大切な会議を『スルーしちゃったり』、信頼している上司に『切れちゃったり』して、いよいよ『どうしちゃったんだろう、自分』って、感じなんだね」などと、相手が使った言葉（『　』）を、できるだけそのまま使って、そのつらさをきちんと言葉にして要約します。

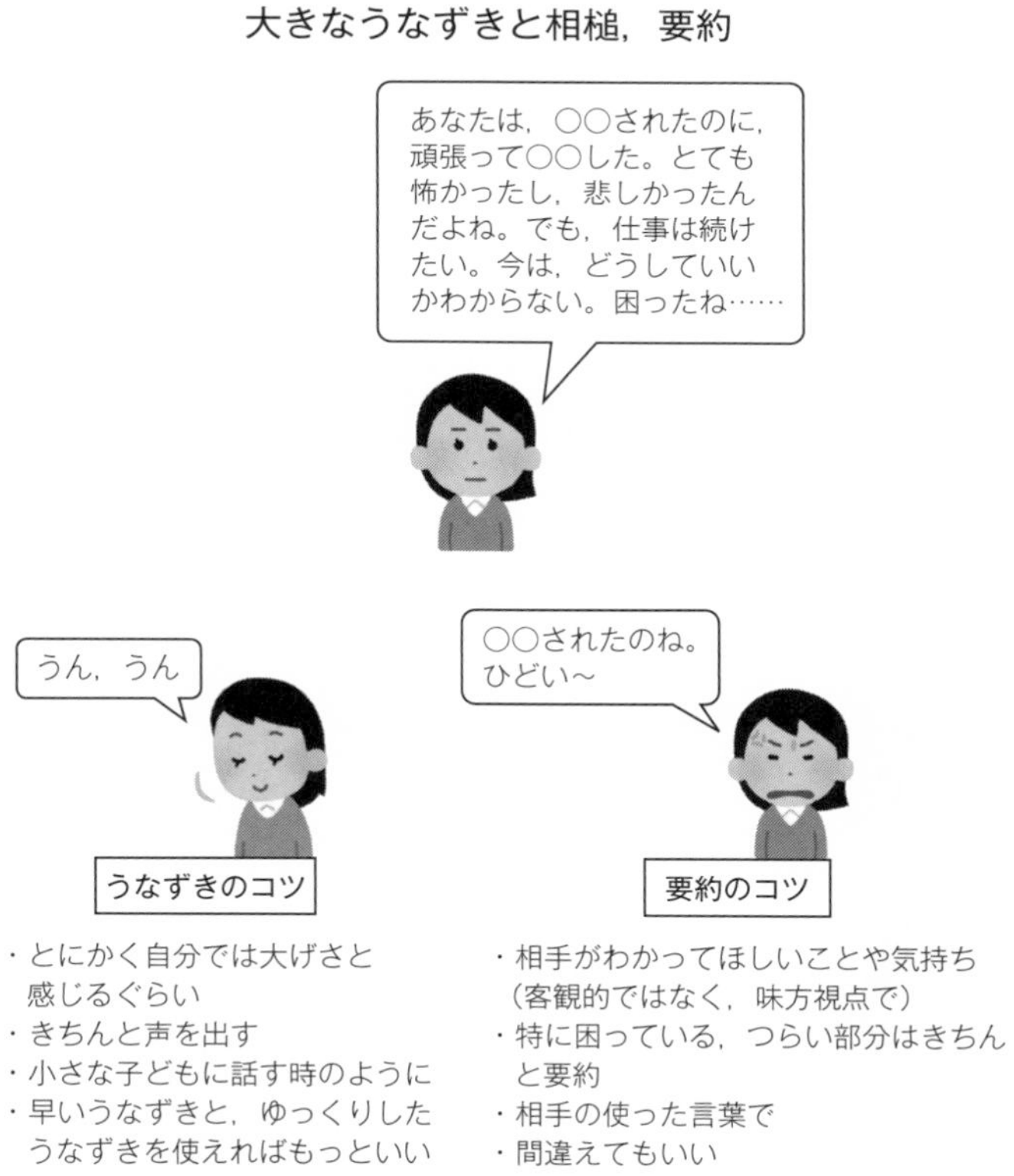
大きなうなずきと相槌，要約
あなたは，○○されたのに，頑張って○○した。とても怖かったし，悲しかったんだよね。でも，仕事は続けたい。今は，どうしていいかわからない。困ったね……
うん，うん
○○されたのね。ひどい～
うなずきのコツ
・とにかく自分では大げさと感じるぐらい
・きちんと声を出す
・小さな子どもに話す時のように
・早いうなずきと，ゆっくりしたうなずきを使えればもっといい
要約のコツ
・相手がわかってほしいことや気持ち（客観的ではなく，味方視点で）
・特に困っている，つらい部分はきちんと要約
・相手の使った言葉で
・間違えてもいい

図32　合わせて使ってみよう

このように要約できると、相手はそれ以上のことを話したくなります。もし、なかなか当事者の次の言葉が出てこない時には、「うつの人は頭が回らない」ということを思い出し、もう一度同じ要約をしてみてください。そのあと、相手が話したそうにしている内容についての質問、話しやすいような質問を続けてみてください。

つらいところを予測して質問し話題を広げる

このように「大きくうなずき」ながら聞いていると、警戒していた当事者にも「この人はきちん聞いてくれている」というメッセージが伝わり、言いにくいことも少しずつ話してくれるようになります。

もし、殻《バリア》が堅くて、なかなか本音のような言葉が出にくい場合は、こちらから話題を振ってもよいでしょう。

質問で話題を振っていきますが、通常、質問する時には、自分が聞きたいことを質問するでしょう。これは、自分が問題について考察するために情報収集をするからです。

しかし、いまは、目的がちがいます。対策を考えるのではなく、相手に「味方」だと感じてほしいのです。そのためには、相手がつらいことをたくさん話す時間を作りたいので、「相手が話してくれそうなこと、相手が話したいこと」を想像して質問してください。

この時も「つらい話を聞く」という基本姿勢を忘れないでください。うつ状態の人のつらい部分はだいたい決まっています。その中でもまず話しやすいのは、うつの身体症状です。「眠れてるの？」「食べられてるの？」「体のどこか悪いとこはない？」「疲れてない？」などと相手の体調を思いやる質問をしてあげてください。ここでも相手の話にきちんとうなずき、相槌を打ちながら、答えが返ってきた場合は必ず要約します。

先に、寄り添う時の注意として、体調について安易に聞かないということをお伝えしましたが、挨拶のような感じで体調について聞いてはいけないということです。しっかり腰を据えて聞こうとする時は、つらい体調について質問してもいいのです。

さらに、精神症状についても話題を振ります。

「そんなことがあると自信がなくなっちゃう感じかな？」

「自分を責めることってあるの?」

「なんとなく人を避けちゃうって感じかな?」

「どんな不安が多いの?」

など、本人もなかなか言いにくい内容であるからこそ、こちらから話題を振ってあげましょう。


かなりしっかり話が聞けてきたら、「そんな感じだったら死にたいとか思うことはないの?」と、できるだけあっさり聞いてみてください。本書の冒頭でお伝えした通り、死にたい気持ちは決して異常なものではありません。風邪をひいていそうな人に「熱があるの?」とか「頭痛はないの?」などと聞くように、相手に対し自然に配慮する言葉の一つなのです。

この時も「寝た子を起こすんじゃないか……」と、とても勇気がいるかもしれませんが、ここまできちんと話を聞いてくれたあなたになら、当事者にとっては、「死にたい気持ちが出てくるぐらい自分はピンチなんだ、大変なんだ」ということをわかってもらえる機会になるので、案外素直に答えてくれるものです(図33)。

つらいところを想像して質問

まずは身体症状

- 睡眠とれてる？
- 食べられてる？
- 疲れちゃってない？
- 今までやれてたことが，負担に思うことある？
- 頭は回る？　仕事が溜まってきてない？
- 涙もろくなった？
- 肩こり，関節痛，目，鼻，耳，歯などの痛み・不調，下痢便秘，息ができない……などを聞いてみる

精神症状

- 何が，どう不安？
- 越えられないと感じる？
- ダメ人間？　情けない？
- 自分が自分をコントロールできない感じ？
- 誰にもわかってもらえない？
- 独りぼっちと感じる？
- 自分を責める？

あっさりと聞く
- 人を避けたくなる？
- 自分なんかいない方がいいと感じる？
- 消えたい？　死にたい？

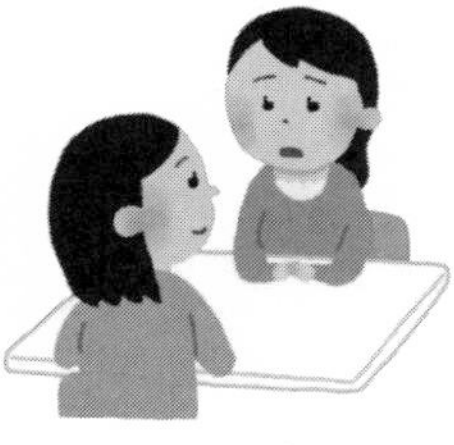

図 33　質問例

私たちの現場でも、多くの当事者から「死にたい気持ちを表現できてかなり楽になりました」という言葉をもらっています。

死にたい気持ちを質問して、もしそこまでいっていない場合は「よかったね」と言ってあげてください。もし死にたい気持ちがあると聞いた場合は、「やっぱりそれぐらいつらいんだね。でもそっちの方向にいかないように一緒に考えていくから大丈夫だよ」と言ってあげてください。

いまの状態を説明してあげる

家族や周囲の人がここまで話を聞いてあげられる関係になっていると、本人もだいぶ落ち着き、現実的な対応策を一緒に考えることができるようになります。のちほど紹介する「専門家の助けを求める（141ページ）」に移ってもいいのですが、もし本人との話が順調に進んでいる場合、専門家に代わって「いまの状態を説明してあげる」ことも大変有効な支援になります。

本人は今の自分の状態をどう理解していいかわからないのです。それがうつをさらに悪化させていることが多いのです。

何か明確な問題があったわけでもない。なのにこれまでとは違う体のだるさやさまざまな身体不調があり、いろいろ対処してもうまくいかない。やたらと不安で自信がなくなって、いつもダメな自分を責めてしまう。何より努力しようと思っても気合が入らない。一時的には表面を取り繕うこともができるが、その後どっと心身の疲れを感じる。調子がいい時もあるが、長続きしない。一方でもうダメだと諦めてしまいそうになるぐらい落ち込むこともある。こんな状態は初めてで、誰にもわかってもらえない。

こんな状態の本人に対して、病気や性格、能力、生い立ちなどのせいなどと、いろいろな評価・説明の仕方があるかもしれませんが、どれが正しいかではなく、どれが本人にとって受け入れられやすいか、元気が出るかということが重要になります。

私たちの数多くの経験からは、本書で紹介している「疲労からうつになっている」という説明が最も当事者にとって受け入れられやすいようです。というのも、疲労であれば本人の「頑張っていない」という自責感を刺激しません。

「こんなにいろんなことがあって、それをほかの人より頑張ってきたのだから、疲労してしまうのも当然」という文脈から説明すればいいからです。またこの説明は、「自分が弱いからこうなってしまった」という自信の低下についても予防することができます（図34）。

また疲労ですから、基本的対策は休むことになります。

自分に責任があり、努力もしていない、将来が不安だ……と考える人は、通常必死に「何かをして現状を打開しよう、自分を変えよう」とし、結局それで疲労が悪化するという悪循環に陥りがちです。そういう焦った人にきちんと休んでもらうには、疲労からの説明がとても有効になります。

本書第2章で紹介したうつの基本的考え方を、本人が理解できる範囲で伝えてみてください。

私たち専門家は、クライアントの過去の活動や症状を丁寧に聞き取り、経緯表というグラフにして、「これなら疲れても無理はないよね」と説明します（参照：『家族が「うつ」になって、不安なときに読む本』）。ここまで詳しく過去を聞けなくても、漠然と、

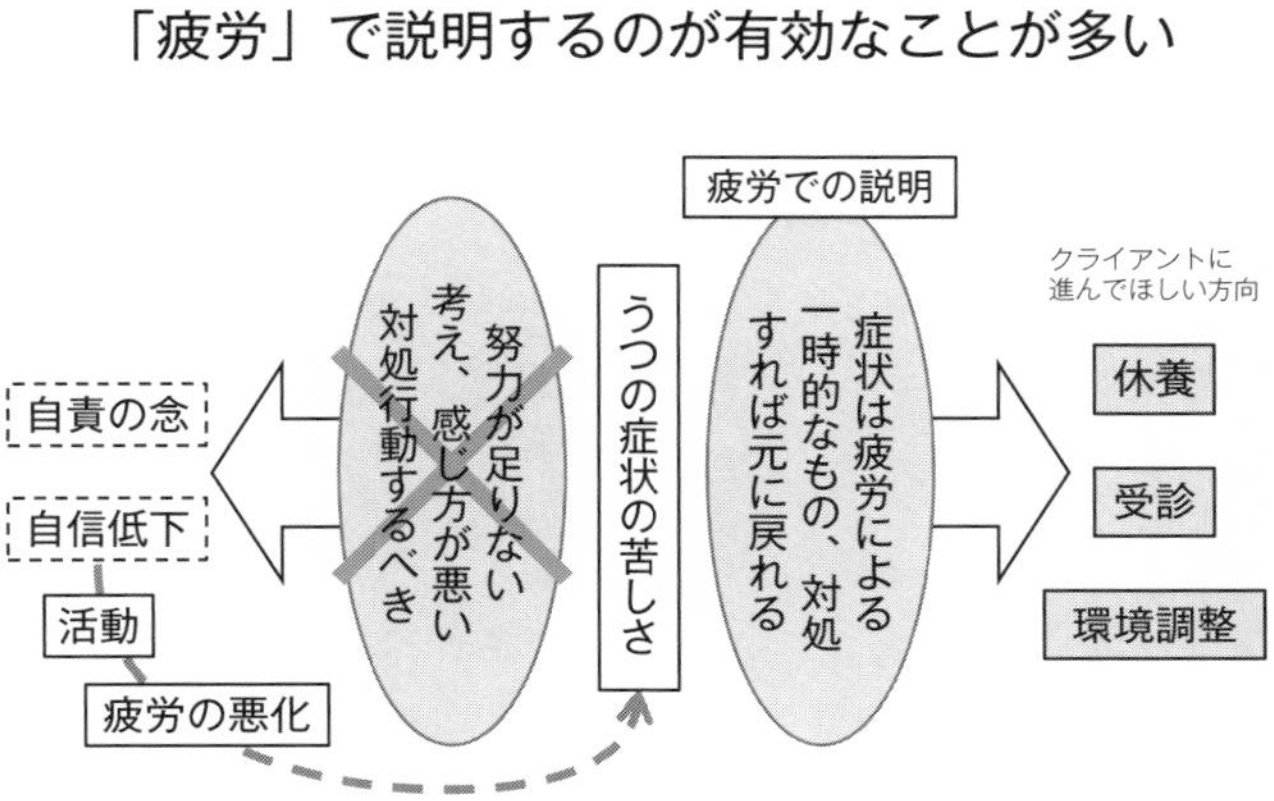

図 34　疲労で説明することが効果的

「疲労がたまってうつっぽくなって、その結果死にたい気持ちが出ている。疲労を抜けば元に戻れる」ということを理解してもらえればＯＫです。

この時もあくまでも本人がその話を聞きたければ、という前提です。聞きたくない話（説明）を長々と続けられるのはアドバイスの無理強いと同じことになってしまいます。

事例を紹介する、対処法の大筋も示す

うつ状態の人に、現状を説明する時、本書で紹介しているような理屈で説明するよりも、事例を使って説明した方が理解してもらえることが多いようです。

後述する春樹さんの事例（129ページ）なども有効に使ってください。

これ以外にも、インターネットなどで検索すれば、うつ状態になったケースの当事者のページや漫画、あるいは映画などを数多く見つけることができます。疲労で説明しているケースばかりではありませんが、少なくとも
●うつ状態になっている人がたくさんいる

●対処すればよくなる
●特に「休むこと」「寝ること」が重要である

ということは、どの事例でも読み取れると思います。

また合わせて「対処の方向性」も説明してあげるといいでしょう。

基本的には休養、受診、環境調整の三本柱で対処していきます。

疲労からの説明であれば単純に「疲労しているから休む必要がある」ということを理解してもらいやすくなります。ただうつ状態というのは基本的には骨折と同じぐらい回復に時間がかかる（数カ月）ものなので、数日の休養を本人がイメージしている場合は、どこかで「数カ月の休養が必要」ということを伝えなければなりません。しかし、数日休むだけでもプラスです。今はまず、休むということの必要性を理解してもらうだけで充分でしょう。

また受診についても、「疲労に対処するには睡眠が必要だ、ところがうつ状態の症状として不眠があるので、その不眠を薬の力で何とかしてもらおう」という説明で勧めることができます。また会社などを休む場合は医師の診断書が必要になることが多いので、そのために受診しよう、と伝えることもできます。

環境調整というのは、いま本人が負担に思っているさまざまな環境を、すこしでも改善するということです。嫌な人といるならその人から離れる、部署が嫌なら配置変えをしてもらう、家事が負担なら家事の代行を誰かにお願いする、などです。

ただこのような対処法（休養、受診、環境調整）を示すと、当事者はそれを「絶対にやらなければならないもの」とプレッシャーを感じてしまい、強く抵抗することが少なくありません。

決して「無理強いはしない」という原則に戻ってください。

いまは、解決策がある、という方向性を示すだけで充分なのです。いわばメニューを示して実際に決めるのは別の作業です。現実的には、メニューに載っていない、その人なりのオーダーメイドの対処をしていかなければなりません。それは専門家に手伝ってもらいながら進めるとよいでしょう。

春樹さんの事例

良子さんは三五歳の女性。三八歳の夫、春樹さんと東京郊外で二人暮らし。結婚して七年、共働きで大変ながらも、楽しい日々を過ごしていました。

良子さんが、夫の春樹さんに異変を感じたのは昨年の六月ごろ、今から八カ月ぐらい前のことです。いつもは明るく穏やかな夫が、なんとなくイライラして、少しのことで声を荒らげるようになっていきました。休日は寝てばかりで担当の家事もしないことから、夫婦喧嘩も多くなっていました。

遅く帰ってきても何やら仕事をしているし、明け方、ガバッと起きてパソコンに向かうこともあります。いろいろ聞くと、コロナの影響で仕事が増えているばかりか新人が戦力にならず、そのフォローで仕事量が二倍、三倍になってるとのことでした。

心配した良子さんが「上司にきちんと相談したの？」、「うちの会社だったらありえないわ」とか「その新人に甘いんじゃないの、なめられているんじゃないの」などといろいろアドバイスをしてみましたが、その度に喧嘩になるので、その話題を避けるようになってしまいました。

それでも、良子さんは、いろいろ心配しながら夫を支えていました。春樹さんは、調子の良い時は以前のように笑うのですが、調子が悪いと不機嫌で、イライラし、笑顔も少なくなります。秋になるとしだいに調子の悪い時が多くなってきていました。

気分を変えようと、年末年始は、久々に夫婦で旅行をすることにしました。車での旅行だったのですが、運転が終わった後、春樹さんが思った以上に疲れていたので、良子さんも、心配と申し訳ない気持ちで、楽しめない旅行になってしまいました。

新しい年の二月。三日前のことです。

春樹さんが帰宅しなかったのです。これまではどんなに遅くなっても帰ってきたし、遅くなる時には必ず連絡がありました。その日は夜の二時になっても帰ってこなかったので、何度もメールしましたが、返信がありません。

一睡もできぬまま翌朝会社に電話してみると、昨日の昼過ぎに、契約先とのトラブルがあり、そちらに出向き、そのまま帰宅したはず、と言うのです。

結局、昼過ぎに会社から無事との連絡を受け、春樹さんは、夕方には家に帰ってきました。帰ってきてもあまり多くは話しません。「どうしてたの？」と聞くと、「死にきれなかった」などと苦笑いしながら言うのです。

「冗談でもそんなこと言わないでよ」と良子さんは流しましたが、気が気ではなかったので、知り合いだったカウンセラーに相談することにしました。

カウンセラーは本書で紹介しているような「寄り添う支援」について手短に説明し、できればカウンセラーとの面接を提案してほしいとお願いしました。

良子さんは、不安で潰れそうな心を奮い立たせて平静を装い、いつものように春樹さんを問い質したり、アドバイスするのではなく、努めて日常的な会話をし、ご飯を食べて、一緒に二人のお気に入りのゲームをしたのです。

その後に「いろいろあって疲れちゃったんじゃないの？　私が知っている先生でこういう時に、その人に合ったアドバイスをしてくれる人がいるから、一回相談してみない？リモートでも面接してくれるみたいよ」と言うと、受け入れてくれました。

リモート面接に現れた春樹さんは、ハキハキとし普通の状態のように見えましたが、カウンセラーが、本人の意向を最大限重視する旨を伝えて話を聞き始めたところ、次のようなことがわかってきました。

春樹さんは、昨年の四月から新しいプロジェクトのリーダーとして働いていました。コロナの影響もありプロジェクトは修正に次ぐ修正、作業量は膨大になり、予算的にも逼迫してきたのですが、プロジェクトリーダーとして何とかするために、春樹さん自身がかなりオーバーワークだったようです。一日に会議が八本以上連続していた時もあったと言います。食事する暇などありません。

同じタイミングで新人が配属されてきたのですが、新人の方もコロナでほぼ研修ができていないため、基本的な知識がないまま現場に投入されたのです。面倒見のいい春樹さんはその新人のＯＪＴ（現場研修）も実施していました。

ところが七月にはその新人が辞めてしまったのです。新たな補充もなく、またプロジェクトも佳境に差し掛かっており、八月～九月は本当に大変だったそうです。

体重は五キロ減り、食欲はなく、好きなお酒も飲まなく、というより、飲めなくなっていきました。目の奥がずっと痛くて、耳鳴りがします。マスクのせいかいつも息苦し

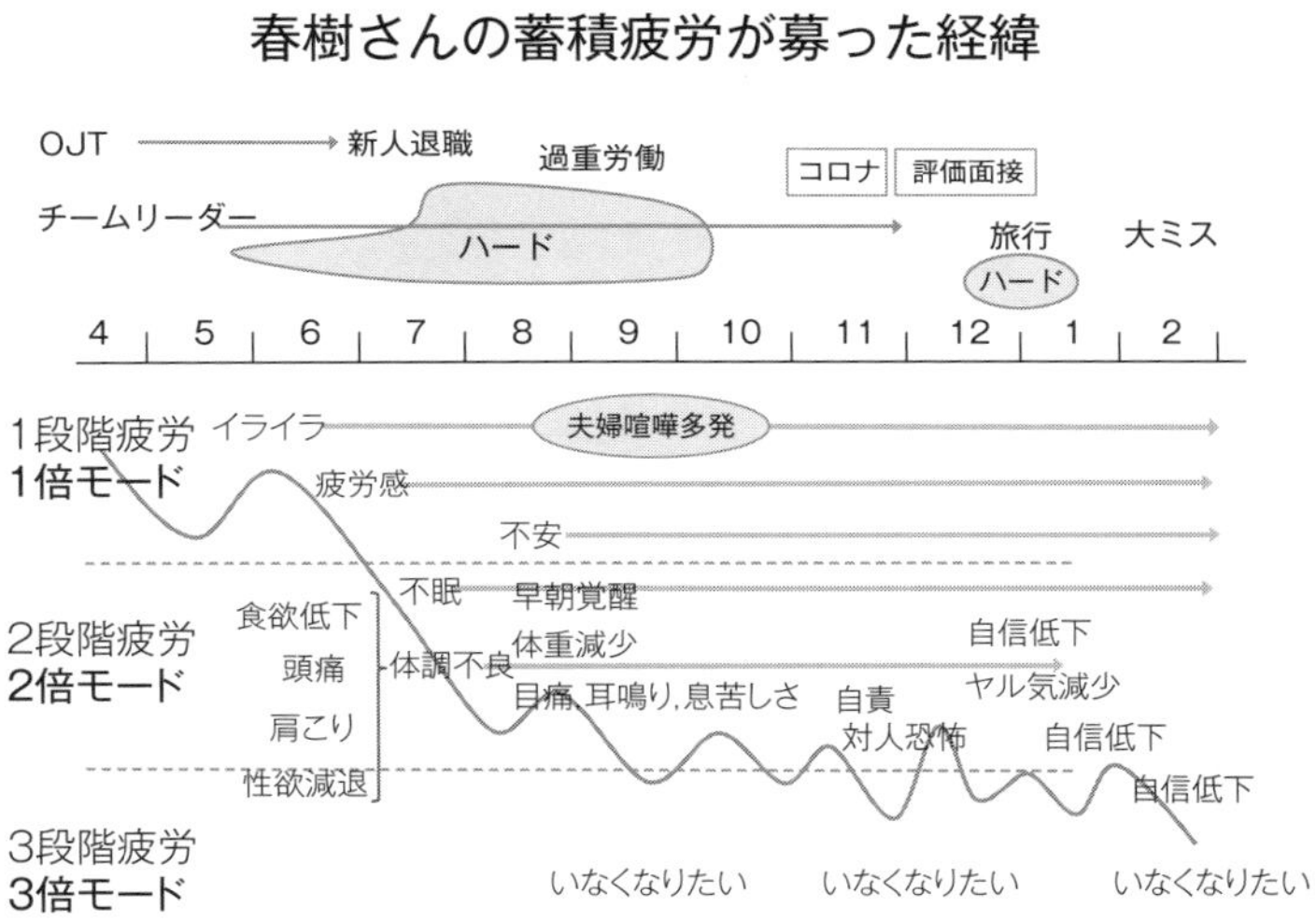

春樹さんは，プロジェクトリーダー，新人OJT，減員の疲労感，業務の不安，体調不良による自信低下で2段階に。回復せぬままコロナで2倍のダメージ（自責，対人恐怖）を受け3段階へ。そこで受けた評価面接に3倍ショック。旅行が逆効果で疲労と自信低下。大きなミスで3倍のショック。

図 35　春樹さんの経過

い感じがして、ため息ばかりついていたそうです。肩こりもひどい。夫婦喧嘩が激しくなったのはこの頃からでそれ以降、夜の夫婦生活もありません。

それでも何とかプロジェクトが一一月に終わり、一息ついた頃にコロナに感染してしまいました。不幸なことに会社で初めての感染となり、会社のマニュアルなどが不十分だったために、ほぼ一週間、会社全体の業務が停止することになってしまいました。幸い病状はそれほどつらいものではなく、二週間後には職場に戻れたのですが、職場に迷惑をかけたことに大変強い罪悪感を覚えてしまいました。周囲の目がとても冷たく感じられてしまったのです。

そんな中、一二月の上司との評価面接で、自分が思っていたより低い評価を受けてしまいました。新人ではないので人事評価が思うようにならないことは知っていましたが、心の奥底で「今年は自分はとても頑張った」という認識を持っていました。「コロナで休んだせいか?」という疑念もあり、上司に再度聞いたところ「コロナの影響でみんな一ランク下げるしかないんだよ。君も中堅なんだからその辺のところも理解してくれよ。こういう時にみんなを引っ張ってくれてこそリーダーだろう」と言われて、理性では納得したのですが、やる気が一気に低下し、そのやる気を戻すことができませんでした。

日々、重い体を引きずるように仕事を続けていました。

年末年始の旅行は、妻への罪滅ぼしの意味が大きかったのですが、疲れ果ててしまい、好きだった運転もできなくなってしまったのかと、自信を失いました。

そして三日前のことです。次のプロジェクトが進行中だったのですが、どうしたことか大きな見積もり上のミスをしてしまい、そのことで先方とトラブルになってしまいました。

上司から「珍しいなあ、君でもミスをするのか」と言われ、これで完全に将来がなくなってしまった気がしたのです。窓に目をやると空の青さに惹かれ、何も考えずに会社を出てしまいました。財布を持っていなかったのですがスマホの交通系ＩＣカードを使って海まで行きました。海の近くの24時間喫茶でただぼうっとしていたと言います。

一晩、そこで過ごして朝目覚めると、少しだけ心が落ち着き、会社に連絡し休みを取って家に帰ってきたということでした。

「死にたいって思ったの？」というカウンセラーの質問に、「去年の八月から何回かそう思うことがあります。今回も消えてしまいたいと思ったんですが、勇気がありませんでした」と答えました。

カウンセラーは、「とても大変な中、あなたはよく頑張ってきたね。ただ、疲れ果ててしまっている。死にたいというのは疲れ果てた状態で出る一つの症状だから、まずは疲れをとりましょう。そうすればいまのいろいろなつらさはかなり軽くなるから」と説明しました。

春樹さんはその後医療機関を受診をし、会社を三カ月休むことになりましたが、若さも手伝って四カ月目から徐々に職場に復帰し、一年後には、再びチームリーダーとして会社の牽引役となっていきました。

第5章 具体的対応のポイント

無理強いをしないことが第一優先

寄り添う支援ができると当事者も落ち着いてきて、現実の問題についても考えるようになります。

どうしても論理的思考でしか考えられない方は、このタイミングから当事者の支援に加入していただくといいと思います。

ただ、この場合も注意が必要です。うつ状態の人はもとより、周囲の人も、とにかく不安が強くなっているので「将来のことをあれこれ考えすぎてしまう傾向」があるのです。

将来はいくら考えても完璧に読み切れるものではありません（図36）。漠然と「こうしよう」と言うぐらいにとどめておくべきなのです。しかし、それでは本人も周囲もなかなか落ち着かないので、どうしても微に入り細に入り考えてしまい、それで消耗を深めてしまうことがあります。

さらにその過程の中で「これをやった方がいい」というような目標が出てきてしまうと、周囲の人はそれを当事者に「必ずやってほしい」と思ってしまいます。

ここに、これまで注意深く避けてきた「無理強い」が生じてしまうのです。

そしてその行動を当事者が取らない場合、周囲は自分も必死に関わってきた分、「だからうつから抜けられないんだ」「だから死にたい気持ちが続くんだ、だからいつまでも悩むんだ」と決めつけてしまいます。

私たちは周囲の人には、本書冒頭で説明したように「自死は確率論」であることを、

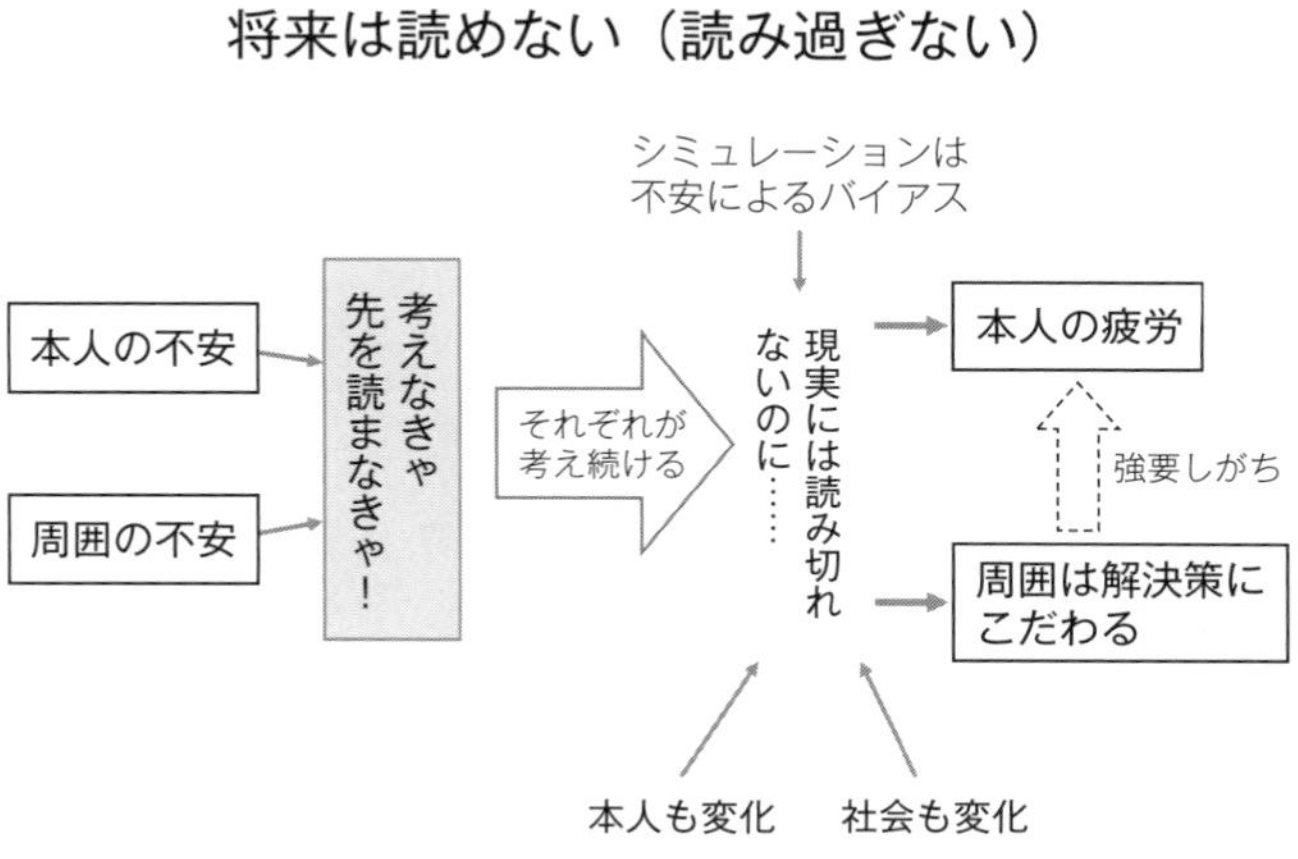

図 36　将来はわからない

常々お話ししています。

いくら対策をとっても、自死の確率をゼロにすることはできません。また世の中が周囲の想像のようには動いていかないことも多いですし、本人の感情や思考も期待通りには変化していかないことが多いのです。何しろ本人は元気な時の本人ではないのですから。

また多くのケースを支援してきた私たちから見れば、本人や周囲がこだわった「こうしないと大変なことになる」という解決策が、うまくいってもいかなくても、その後のご本人の生き方や生活には、大差ないことがほとんどなのです。

そこで私たちは周囲の人には「覚悟を持って接していただきたい」とお願いします。いろいろなことをやらせたい、こういうアイディアがある、ああいうアイディアがある……それらを飲み込んで（留めて）いただくには「覚悟」が必要です。

「いろんな提案を飲み込む、控えることは怖いけれども、それが自死の可能性が最も少なくなる方法なのだ」と自分に言い聞かせてください。

専門家の助けを求める（医療・環境調整）

寄り添って話を聞いていまの状態を説明してあげると、本人はとりあえず落ち着いてくれることが多いのです。

もしうまくその状態にいけたら、今後のことを一緒に考えましょう。

まず考えてほしいのがうつ状態への対処のために、専門家の助けを求めるということです。

あなたも当事者も、一般の方は、うつ状態への対応について知識も経験も十分ではないのが普通です。大切な命です。ぜひ専門家と一緒に乗り越えてください。

つなぎ方（援助の求め方）としては、まず近場の精神科、心療内科、内科、婦人科、かかりつけ医等に受診してみる手があります。本人には、「眠れない、食べられない、〇〇が痛いなどのさまざまな身体不調を診てもらう」という名目で提案してみてください。

この時いわゆる名医を探す必要はありません。本書の冒頭でも説明した通り、うつ状態は極めて一般的な不調です。どの医者でも症状をきちんと訴えることができれば、それに応じた処方をしてくれます。うつ状態への対応はだいたいパターン化されていると思ってください。

まずはそうやって医療とつながると、不眠を薬によって改善しやすくなります。睡眠はうつの根本原因である疲労回復に極めて重要な効果を持ちます。また不安が強い場合は、どうしてもずっと何かを考え続けたり、ソワソワして不必要な行動を起こしてしまうことがありますが、それも抗不安薬を使うと、ある程度落ち着いて生活できるようになります。結局そうした落ち着いた生活が、疲労回復につながっていくのです。

また本書では、蓄積疲労によるうつ状態を念頭に話をしていますが、うつ状態には他にもさまざまなルートがあり、医療のチェックが入ると疲労以外のルートにも対処することができます。

どうしても医療の敷居が高く感じる方は、会社勤めの方は会社の産業医、保健師、カウンセラー、学生なら養護教諭やスクールカウンセラー、あるいは、地域の精神保健福祉センターや市役所の福祉課、保健福祉事務所などに相談すると、さまざまなサポートを紹介してくれますし、民生委員が相談に乗ってくれることもあります。

また、寄り添う支援の補助として、さまざまな家事育児代行サービスを使うことも考えてください。

あるいはインターネットなどを使って、カウンセリングをしてくれるところを探してもいいでしょう。最近は遠隔の場合でもオンライン面接もできますし、電話、ＳＭＳなど手段も多様化しています。

ただカウンセリングを利用する場合は、そこがうつ状態にきちんと対応できるところかどうかを事前にチェック、あるいは質問するとよいでしょう。本来はただ休めばいいところを、不必要に他の問題を見つけ出して、逆に感情を動かし、消耗を深めてしまうこともあります。カウンセリングを始めてみても、相性がよくないと感じたら、あまりこだわらず中断してください。

死にたい気持ちを抱える方のサポートは、あなた一人で担うのではなく、このようにできるだけ専門家と一緒に進めていきたいものです。ところが本人は、専門家の支援を受けることに強く抵抗することが少なくありません。

うつの精神症状は、専門家の力を借りることを、「人生の脱落者」あるいは「今後の自分の可能性を閉ざしてしまう」とか、「無理矢理自分の人生を決められてしまう」かのように感じてしまうことも多いのです。

この時も丁寧にバランスをとることが必要になります。いくら休んだ方がいい、専門家につないだ方がいいと論理的にわかっていてもそれを理屈で本人に押し付けてはいけません。

当事者の心は、理屈で動くのではなく、あなたとの人間関係で動くのです。

これまでの寄り添う態度やうつの説明などによって、またどれだけうつ的な思考が緩んでいるかによって、これらの対応を受け入れてくれるかどうかが決まります（図37）。

正しいことでも無理強い感が出ると、せっかく築いた味方の関係が崩れ、本人はとても苦しくなってしまいます。

専門家につなぐことも休ませることも、そのことで相手が苦しそうにしている場合は、いったんあきらめてください。

本人の決断や決定も、ずっと固定的なものではないのです。うつ状態は波が大きく

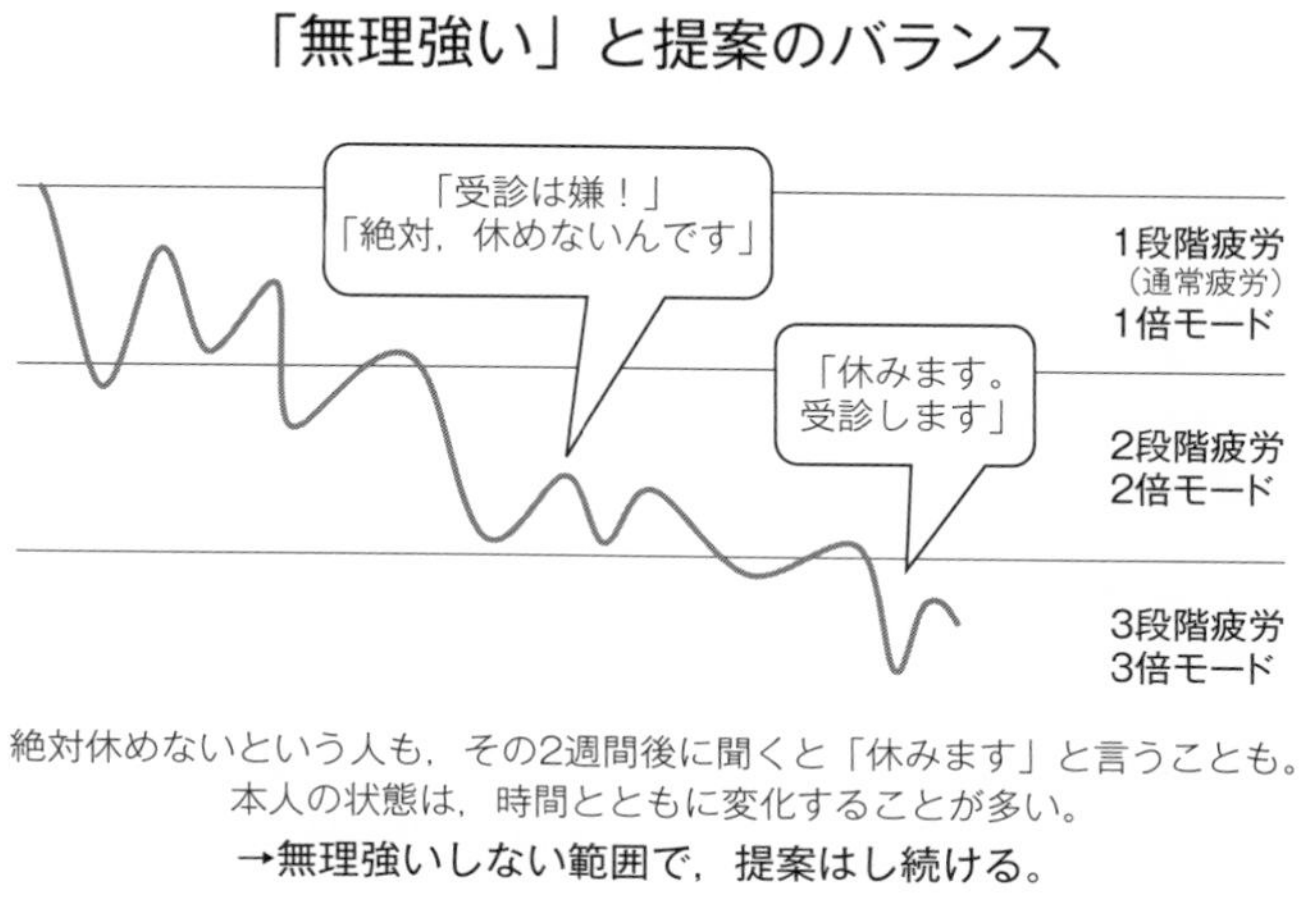
「無理強い」と提案のバランス
「受診は嫌！」
「絶対，休めないんです」
「休みます。
受診します」
1段階疲労
（通常疲労）
1倍モード
2段階疲労
2倍モード
3段階疲労
3倍モード
絶対休めないという人も，その2週間後に聞くと「休みます」と言うことも。
本人の状態は，時間とともに変化することが多い。
→無理強いしない範囲で，提案はし続ける。

図 37　無理強いと提案のバランス

なっているので、次の苦しい波が来た時は、病院に行こうかなと思うかもしれません。

また、二段階の時は、頑なにうつへの対応を拒否していた人が、三段階に入ると、提案を受け入れてくれるのはよくあることです。一度拒否されても、無理強いしない範囲で継続的に提案してみてください。近場にいるあなたは、そんな次のチャンスをゆっくり待つような態度で接してください。

刺激から離れる、できるだけ休む

医療などの専門家につなげられた場合でもそうでない場合でも、根本の疲労に対して対処していきたいものです。

ただこれも人に助けを求めることと同様、うつ状態の方はかなり抵抗する場合が多いので、決して無理強いはしないでください。

もしすべての提案を受け入れてくれないとしても、「寄り添う態度（味方効果）」だけで死にたい気持ちの人にとっては大きな救いになっている、ということを忘れないようにしてください。無理強い感が出るとせっかくの味方効果が低下してしまうのです。

疲労について考察する時には、二つの側面で考えてみてください。一つはこれ以上の疲労をためないこと。もう一つはすでに蓄積した疲労を少しでも回復させることです。

これ以上の疲労をためないために行う一番有効なことは、本人がストレスと感じていることから距離をとることです。

というのも二段階・三段階では、普通の刺激が二倍、三倍に感じられることが多いからです。当然、普通の生活をしているだけで疲労は加速してしまいます。ですから、ストレスと感じる仕事、家族、人間関係などからしばらく距離をとることが重要になります。

よく、うつ状態がひどい場合は入院することがありますが、これも入院して何か特別の治療をするというより、ストレス源から距離をとるという意味の方が大きいと考えていただきたいと思います。

一気に距離をとれない場合でも、物理的、イメージ的、時間的に少しでも距離をとるようにすると、疲労の蓄積を軽くできます。

例えば、実家が嫌ならしばらくホテルに泊まる、会社の嫌な人から距離をとるため出張する。嫌な人と会う時は、誰かと一緒に会うなどです。動画を見る、音楽を聞くなどの癒し系のストレス解消法も嫌なことからイメージ的に距離をとるために有効です（図38）。

距離をとれば疲労の蓄積スピードを緩めることができます。二段階の上ぐらいの状態だったら、それだけでも自力で回復できる人は少なくありません。

ところが、死にたい気持ちを持つほど悩んでいる人の場合、二段階から三段階の状態であると思ってください。この状態では、刺激から離れただけでは、なかなか回復していかないので、エネルギーの補給作業をする必要があります。嫌なことを考える頭脳・感情労働をやめ、肉体労働を控えつつ、栄養をとり、睡眠をとることです。

具体的には仕事をしている人ならば、仕事から休みをとって、数日間ぼーっと過ごしながら、眠れるだけ眠るといいと思います。例えば専業主婦（夫）なら家では休めないという方もいるでしょう。その場合、家事をどなたかにお願いして、ホテルなどにしばらく避難して、しっかり自分だけの時間をとって休養するという手もあります。

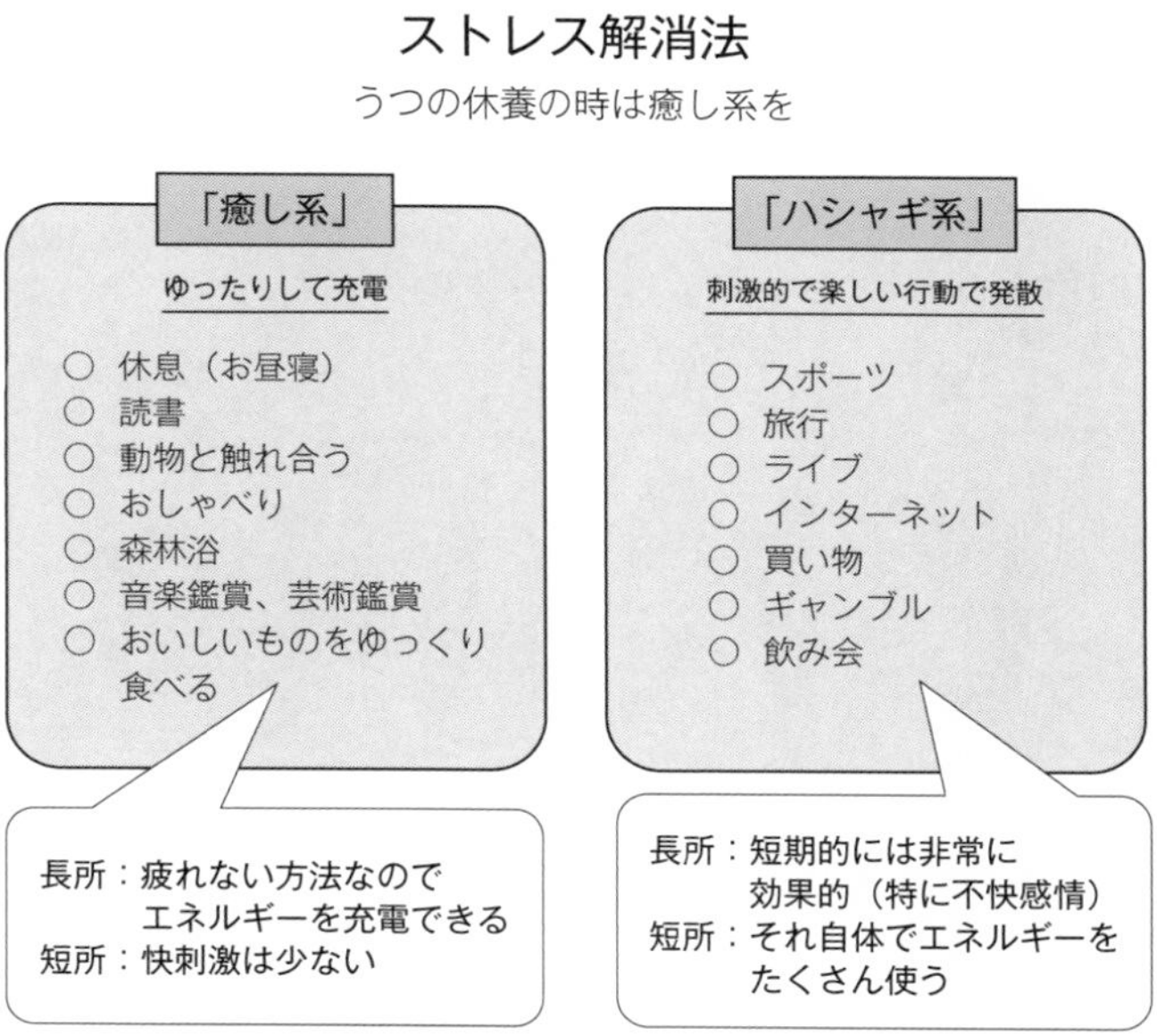
ストレス解消法
うつの休養の時は癒し系を
「癒し系」
ゆったりして充電
○ 休息（お昼寝）
○ 読書
○ 動物と触れ合う
○ おしゃべり
○ 森林浴
○ 音楽鑑賞、芸術鑑賞
○ おいしいものをゆっくり食べる
長所：疲れない方法なので エネルギーを充電できる
短所：快刺激は少ない
「ハシャギ系」
刺激的で楽しい行動で発散
○ スポーツ
○ 旅行
○ ライブ
○ インターネット
○ 買い物
○ ギャンブル
○ 飲み会
長所：短期的には非常に 効果的（特に不快感情）
短所：それ自体でエネルギーを たくさん使う

図38　ストレス解消法

この時注意しなければならないのは、あくまでもエネルギーを充電するための休養であるので、楽しいことをしたり、有意義に過ごそうと思ってあまりにも活動的になってしまうと、結果的にそれで疲労を深めてしまうという悪循環に陥りやすいということです。

例えば、激しい運動をする、旅行する、仲間とお酒を飲みながら夜更かしする、ゲーム等で睡眠時間を削る……などの行為（ハシャギ系）は、いくら楽しくてもエネルギーを使うので、うつ状態を悪化させてしまいます。対人恐怖があるというう状態の症状を思い出していただくと、人と会うことも結果的に、疲れてしまうことになりがちです。

また自己啓発や読書、資格試験の勉強などに休暇の時間を使う方もいますが、何とか自信を取り戻したいという焦りはわかるのですが、「頭が働かない」という症状もあるので、結果的にははかどらない上、さらに自信を失い、疲れが増すことになりがちです。

余計不安になったり自分を責めたりしてしまうこともあるので、心理学や精神医学の本を読むことも控えてもらっています。

現実問題への対応

寄り添い、話を聞き、現在の状態を説明し、うつ状態への基本的な対応を一緒に考える……これだけでもうすでに充分よい支援ができているのですが、当事者が切羽詰まった現実的な問題を抱えている場合もあります。

例えばうつ状態の現実的な対処として、不調を職場に伝えるのか伝えないのか、仕事を休むのか休まないのか、辞めるのか辞めないのか。

あるいは人間関係のトラブルがある場合はそのトラブルにどう対処するのか。

金銭関係のトラブルがある場合はどのように切り抜けるのか。

当事者を支援するために、支援の当初は、寄り添うことを重視し、意識的にこの現実問題に触れることを避けていました。

しかしこれらの現実問題は当事者にとって、確かに大きなテーマです。

うつ状態への基本的な対応がある程度確定してきたら、この現実的なテーマについても一緒に考えていきましょう。しかし忘れてはならないのは、まだ当事者がうつ状態の精神症状があるので、第三者のようには論理的な思考が進まないということです。周囲の人が考える「どう考えても、これしかない」という結論に対して、本人が抵抗する場合は、ここでも「無理強いしない」に戻ってください。

このような現実的なテーマをディスカッションすればするほど、私たちは当事者を論理的に説得したくなります。また仮にその解決策に当事者が納得してくれた場合は、その行動をぜひ現実に行うように、励まして（時には脅して）しまいます。

いずれもうつ状態の人にとっては「無理強い」になり、大変苦しくなります。

実際、現実問題についてはいろんな解決策や対応があり、ある行動をしなかったからといって、本当にその人の人生が完全にダメになることなど、あまりないのですが、うつ状態を支援する支援者たちは、自分の案やその実行にこだわりすぎる傾向があります。

ここでも、自分自身と当事者の距離感をきちんと意識してください。

仕事から離れられない場合

現実問題の中でも、うつ状態（死にたい気持ちを持つ方）を支援する際に、最も多く遭遇する難しい問題が、仕事を休むかどうかということです。自信の低下、自責の念、不安が強い当事者は、仕事を休むことにかなり大きなストレスを感じます。

寄り添う人がしっかり説明しても、なかなか仕事を休むことを受け入れてくれない場合は、休みにこだわらず、仕事を続けたまま、これ以上のエネルギー消費を少しでも避け、エネルギーを補給するための方策を考え、提案してあげてほしいのです。

うつ状態の思考が停止した当事者は、「辞めるか辞めないか問題」あるいは「仕事を休むか休まないか問題」のように二者択一の問題構造でしか考えられなくなっていることが多いのです。そこで、冷静な周囲の人々が第三案を考え出してほしいのです。

例えば当人が仕事を休めないという場合は、仕事以外のことでなんとかエネルギー消費を控えられないかを考えます。

家事をできるだけ少なくする、通勤での負担を軽くする、嫌な人との接触をできるだけ避ける、週末や夜をしっかり休めるように工夫する、睡眠薬をもらって睡眠を改善する、などです。

また、仕事面でも、仕事の量を減らす、質を変える、責任を降ろす、部下をつけてもらう、しばらく別の仕事に移してもらう、苦手な会議だけをパスさせてもらう、リモートにしてもらう……いろいろ考えて提案してみてください（図39）。

また、休みをとるにしても、一カ月休みをとれないという人なら、一週間休める時期はないか、土日に一日足して三日は休めないか、昼からでもお休みをもらえないか……などしぶとくいろんなバリエーションを提案します。

頭の回らない当事者の代わりに、あなたがさまざまな方向から、当事者が受け入れられるような中間案を考え、メニューとして提案してみてください。

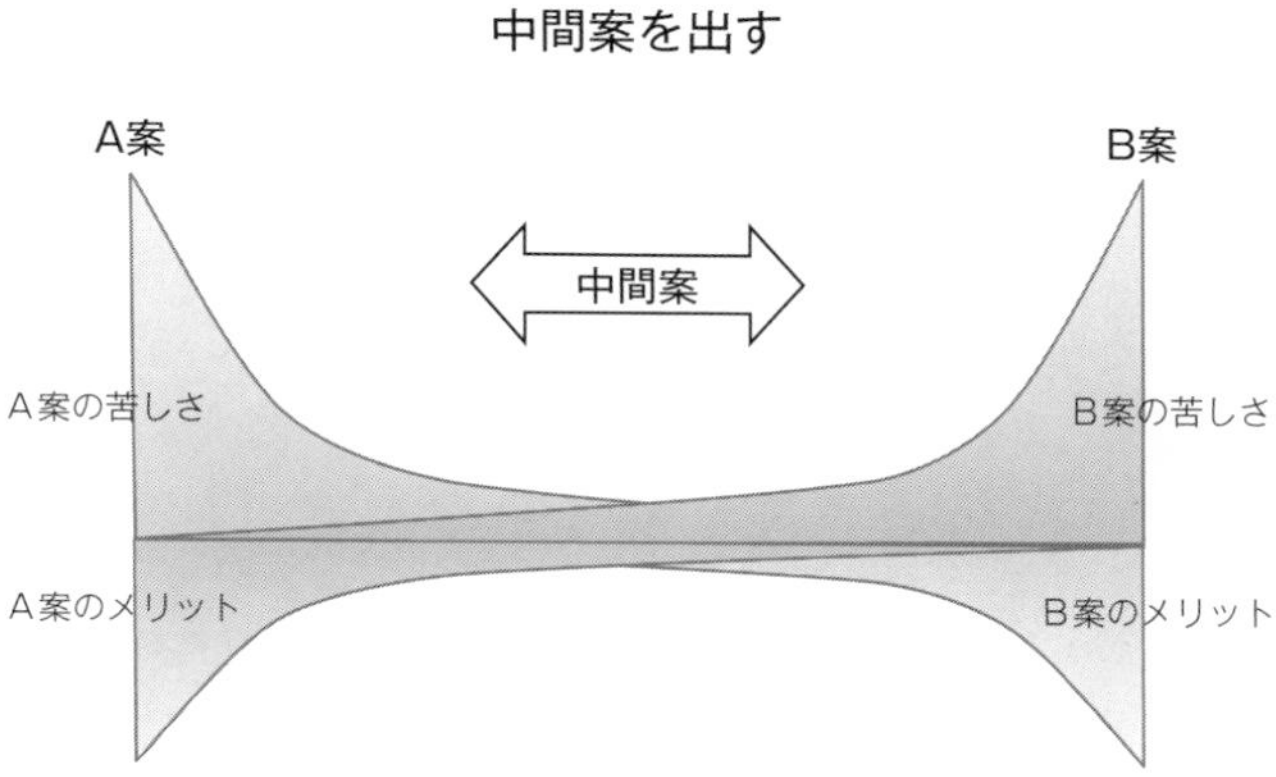

うつの当事者は，頭が働かないので，A案，B案の極端な案しか思い浮かばない。さらに，不安が強いので，双方のデメリットだけを強く感じ，どちらも選択できない。周囲の人が，AとBの現実的な中間案を提示してあげる。メリットは少ないが，デメリットも少ないので，実行に移しやすい

図 39　中間案を提案する

寄り添うことと問題解決のバランス

本書で何度も強調してきた「寄り添う」ことの重要性ですが、最終的には問題解決をする時にも、この寄り添う支援の態度を忘れないようにしてほしいのです。

大きなイメージで言うと、最初は一〇〇%寄り添うことを重視してください。次第に人間関係等ができて「味方の関係」になってきたら、うつ状態の対処も含めた問題解決の方を増やしていきます（図40）。

ただ家族は利害関係があるので、どうしても問題解決の方に向きがちになります。また、支援者の中にはどうしても問題解決の思考しかできないという方もいらっしゃるでしょう。

死にたい気持ちの支援には、通常、複数の方がかかわる場合が多いと思います。かかわりすぎる家族の方や、問題解決思考でしか支援できない方は、最初はむしろ当事者から距離を取った方がいいでしょう。

寄り添う形のアプローチができる人がいれば、まずはその方に味方になってもらいま

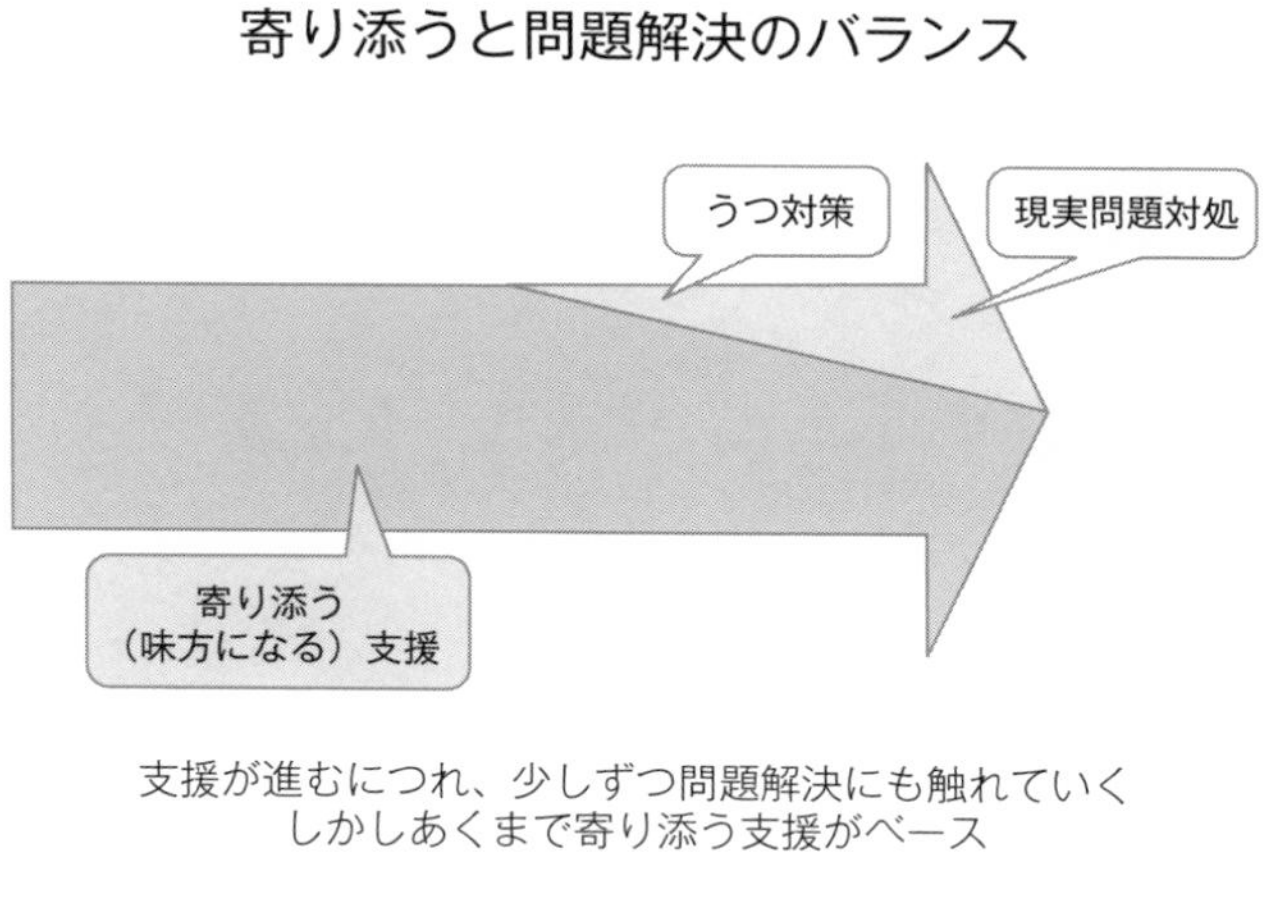
寄り添うと問題解決のバランス
うつ対策
現実問題対処
寄り添う
（味方になる）支援
支援が進むにつれ、少しずつ問題解決にも触れていく
しかしあくまで寄り添う支援がベース

図 40　「寄り添う」と問題解決のバランス

す。そして本人の孤独感や不安感が少し収まったころ、問題解決が得意な人が支援に加入すればよいのです。

どういう支援の仕方が良いか悪いかという絶対的なものはありません。やってみて修正しながら支援をしていきます。私たちは不安なので、どうしても絶対的な正解を求めたくなりますが、そういうものはありません。本書でお伝えしているのも、私たち専門家グループの経験の中で導いた「うまくいきそうな確率の高い手段」でしかないのです。ぜひ、ありふれた情報だけに左右されず、現実の当事者をよく観察しながら、「無理強いしない」という大原則だけは守って、いろんな試行錯誤をしてみてください。

現実問題対処（しがみつき行為）

死にたい気持ちを持つ人の現実問題を支援する時に、周囲の人が理解しておくとよいのが「しがみつき行為」です（表4）。

私たちは苦しい時、何かにしがみついてその嵐を乗り越えようとします。支えてくれ

表4　しがみつき行為になりやすいもの

しがみつき行為になりやすいもの

- 仕事
  —できないのに，仕事をしていると安心
- 買い物（ネットショッピング）
  —後で自責，金銭不安
- ギャンブル
  —後で自責，金銭不安
- 異性
  —振り回され疲労
- ゲーム，夜遊び
  —課金などの場合自責，睡眠不足で疲労
- リストカット，薬の乱用
  —自責，その後の消耗，不安
- 体力増強，マラソン，サウナ
  —疲労が悪化
- 暴力
  —瞬間だが自信を感じられる，後で後悔
- 美容，整形
  —満足せず自信低下
- SNS
  —人間関係で消耗
- いじめ，パワハラをしてしまう
  —自責，その後の不安，周囲が離れる
- 軽犯罪，危険な行為（暴走）
  —スリルがあるが，その後自責と不安
- 医療，心理療法
  —魔法を求め裏切られ自信低下，疲労
- 宗教，占い
  —人間関係所望，金銭不安，自責，自信の低下

すべてに，その行為をコントロールできない自信低下を感じる

る人であったり、仕事であったり、音楽であったり、スポーツであったりするかもしれません。しがみつきという言葉がネガティブなら「心の支え」と言い換えてもいいでしょう。

ところがうつ状態の二段階三段階になってくると、あまりにも苦しいので、そのことにしがみつく頻度と程度が非常に強くなってしまいます。そして総合的にその行為のメリットよりデメリットの方が大きくなり、周囲には「それをやるから苦しくなるんだ」と見えるようになってきます。この状態になった場合、私たちは「しがみつき行為」と呼んでいます。

例えばアルコールは、うつ状態の不安や自信の低下、自責の念などを軽くしてくれるかもしれません。不眠があるので寝つきをよくするためにアルコールを利用する人もいるでしょう。元気な人であればメリットが多いので、問題ありません。

ところがうつ状態の人がアルコールを利用するとなると、とにかく酔っ払って嫌なことを忘れたい、早く眠りたい、という思いが強く、短時間多量飲酒でアルコールの取り過ぎになりがちです。

アルコールは、実は睡眠の質を下げてしまう効果があります。その瞬間はアルコールを飲んで気を紛らわせたとしても、睡眠が悪化するので、根本原因である疲労はさらに深くなってしまいます。翌朝は、二日酔いと自責の念が大波でやってきます。そしてまたつらさが募り、夜になるとアルコールを飲んでしまうという悪循環が起こるので、しがみつき行為になります。

同じような悪循環が生じやすい行為は、表4（159ページ）の通りです。

当事者の現実的な問題を解決する時に、周囲はこのしがみつき行為をやめさせたくなります。ところが当事者にとってはまさにその行為によって生きているという側面があるのです。自分でも悪いということが理性でわかっている分、周囲のアドバイスは余計につらくなります。

ここでも覚悟が必要です。

私たちは「しがみつき行為は引きはがさない」ということをお伝えしています。不格好でも本人は必死でしがみついて生きているのです。それを認めてあげてください。

しがみつき行為をやめさせるのではなく、しがみつき行為はうつ状態の苦しみへの対応だと理解すると、「うつへの対策をきちんとすればよい」という方向性が見えてきます。

実際にうつ状態へ対応していくと、アルコールなどのしがみつき行為はかなり収まってくるのです。

アルコール依存などを疑うかもしれませんが、まずは疲労への対応をしてみて、それでもしダメだった場合に、次のステップに進めばよいのです。決め打ちをせず、無理強いをせず、いろいろ柔軟に試しながら、支援を進めてみてください。

アドバイスは内容よりも「受け取れる範囲」で（図41）

うつ状態の時は頭が回りません。またうつ状態そのものについて、どう理解すればよいのか、あるいはどのような治療をすればよいのかについても、本人にはあまり知識がない場合があります。

また、仕事を休むか休まないか、あるいはしがみつきをどうするかなど、現実的な悩

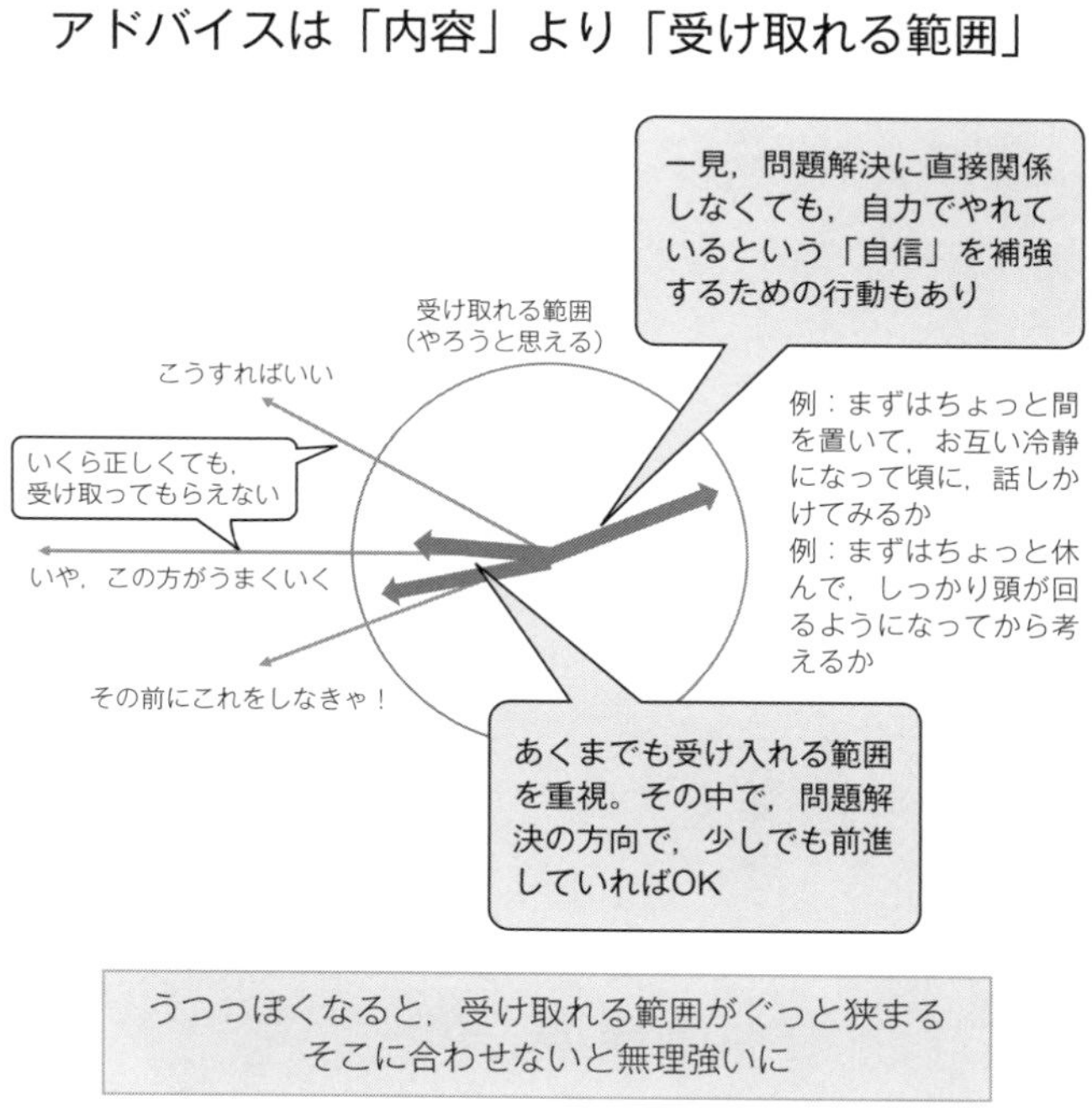
アドバイスは「内容」より「受け取れる範囲」
一見，問題解決に直接関係しなくても，自力でやれているという「自信」を補強するための行動もあり
受け取れる範囲（やろうと思える）
こうすればいい
いくら正しくても，受け取ってもらえない
いや，この方がうまくいく
その前にこれをしなきゃ！
例：まずはちょっと間を置いて，お互い冷静になって頃に，話しかけてみるか
例：まずはちょっと休んで，しっかり頭が回るようになってから考えるか
あくまでも受け入れる範囲を重視。その中で，問題解決の方向で，少しでも前進していればOK
うつっぽくなると，受け取れる範囲がぐっと狭まる
そこに合わせないと無理強いに

図 41　アドバイスの内容

みもつきまといます。本人自身も困っており、誰かの意見を参考にしたい場合もあるでしょう。

この時、もちろん周囲が適切なアドバイスをすることができればよいのですが、重要なコツがあります。それは「正しいアドバイスにこだわらない」ということです。私たちは誰かにアドバイスをする時は、ネットなどで調べたり、自分の経験を思いだしたりして、必死に一番よい方法を考えるものです。そしてその方法を、相手に説得し、その通りに行動してほしくなります。

これまでもお伝えしているように、これは無理強いになってしまう可能性があるのです。では無理強いにならないアドバイスをするにはどうしたらいいのでしょう。

頭が回らない本人に代わっていろんなメニューを提示します。その中で本人が無理なくできると感じるものを粘り強く探してあげてください。

論理の方向だけから考えていると、「アドバイスを求めてきたから案を提示しているのに、そんなにすべてできないできないと、わがままを言っていては問題が解決するわけがない」といら立ちを覚えるかもしれません。

しかし、とにかくできないことを要求されること、あるいは自分を変えることを要求されることが、うつ状態の人には最もつらいのだということを思い出してほしいのです。

歯が弱っている人に、体によいからこれを食べろと強制するのではなく、弱っている歯で噛めるものの中で、栄養価の高いものを探すという感じです。

よいアドバイスが支えるのではなく、「自分の不調を理解して一緒に考えてくれる人（味方）がいる」という、あなた自身の存在が大きな支えになるのです。正しいアドバイスにこだわると、せっかくの味方の関係を崩してしまいかねません。

うつの時の発言は、別人の発言と理解する

死にたい気持ちについてもそうですが、うつの時の発言を本人も周囲も深刻にとらえすぎないことです。

うつの時は、いつもなら思ったとしても決して口に出さないような気持ちが、つい言

葉になってしまうものです。例えば、「こんなに苦しむのは両親のせいだ」「生んでくれなければよかった」「お前なんか死ね」「殺すぞ」「自分など捨てればいい」「一生、恨んでやる」「あの時、○○すればよかった」などの言葉です。

言われた方はショックだし、言った方も後で、どうしてあんなことを言ってしまったんだろうと後悔するものです。

言葉にしたのだから、「本当はそう思っていたんだ」と理解する人が多いのですが、そもそも人間は、いろんな気持ちを同時に持つものなのです。感謝する気持ちとうっとうしく思う気持ち、好きだけど嫌い、やりたいけど面倒くさい……。別人状態になると、両面ある気持ちのうちのネガティブな部分が二倍、三倍に拡大し、言葉になってしまうのです。

「産んでくれなければよかった」などとショッキングな言葉になっても、強い恨みがずっとあってそれを我慢しているのではなく、ゼロではないが、さして強くもない気持ちが、一瞬大きくなって表現されただけなのです。ゼロではないので、その時は勢いで「ずっとそう思っていた」と言うこともありますが、その瞬間の感情（別人）が言わせているのだと理解してください。

周囲の人もその言葉に傷つき、その後ちょっとしたきっかけがあるたび、何度も「○○と言ったよね」と繰り返したくなります。本当は、謝罪や否定の言葉が欲しいからなのですが、うつ状態の当事者は、そのたびに、自責と無力感、不安を刺激され、苦しくなってしまいます。そして、当事者もうつでなく冷静なら、謝ったり、言葉の真意を説明することができるかもしれませんが、今はできません。そのことが自分でも大変もどかしくて、いらだたしいのですが、その怒りを抑えなければなりません。その我慢で消耗してしまうのです。

言った言わないの論争は、うつが治るまで、大変苦しいでしょうが、周囲の人が我慢してほしいのです。その苦しさは、第三者（カウンセラーなど）にぶつけてください。

あなた自身のケア

最後に支えるあなたのケアについて、お伝えしておきたいと思います。

通常死にたい気持ちのケアを考える時には、当事者のことばかりに意識が向きますが、「身近な人が死ぬかもしれない」という大きな不安を抱えている、あなた自身もケアして欲しいのです（図42）。

支援者同士でお互いを気遣えればいいのですが、もし誰もあなたに注意を向けてくれない場合は、あなた自身が自分のケアをして下さい。

それはあなただけのためではありません。あなたが冷静でなければ、当事者のケアができないからなのです。

実は死にたい気持ちを持つ人を支えることは、非常に体力のいる仕事なのです。専門のカウンセラーである私たちでも死にたい気持ちが強い方の場合、同時に何人もは支えられません。

死にたい気持ちを持つ人を支える時は、その人が本当に死ぬのではないかと、強い「不安」を感じます。もし万が一のことが起これば、それは自分の責任であるという「自責の念」も刺激されています。

死にたい気持ちは波でやってくるので、いろいろな対策で一時的に元気になっても、

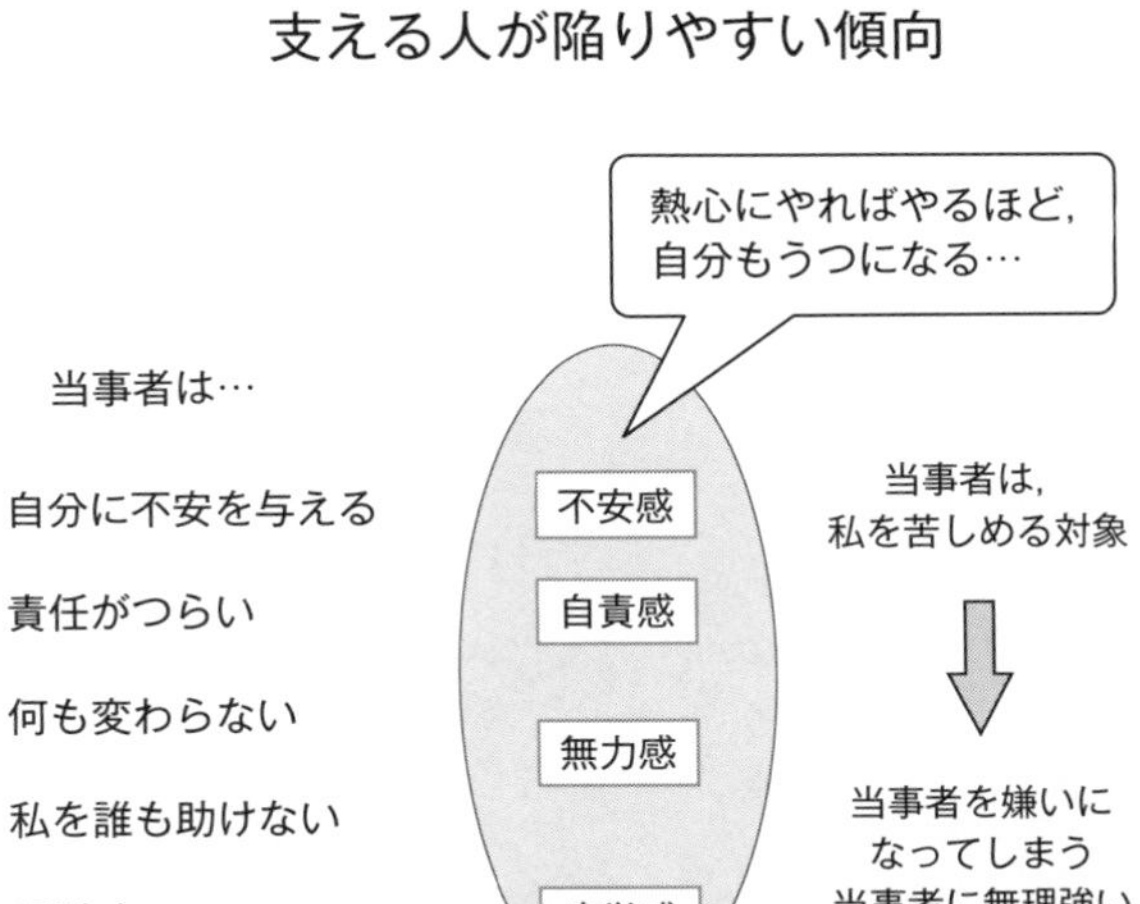
支える人が陥りやすい傾向
熱心にやればやるほど，
自分もうつになる…
当事者は…
自分に不安を与える
責任がつらい
何も変わらない
私を誰も助けない
長引く
不安感
自責感
無力感
疲労感
当事者は，
私を苦しめる対象
当事者を嫌いに
なってしまう
当事者に無理強い
してしまう

図 42　支える人が陥りやすい罠

また死にたい気持ちがやってきます。一体自分は何を支援しているのだろう、と「自信」を失います。そして、そんなつらい支援を誰かに助けてほしいと思うのですが、なかなかあなたのように熱心にかかわってくれる人に恵まれない場合が多いのです。そんな時あなた自身も「孤独」を感じます。

さらに本書で紹介した内容を参考にして、なんとか専門家などにつなげたとしても、うつ状態の回復には最低一年ぐらいはかかります。その間に、また死にたい気持ちが何度もぶり返してしまうのが普通なのです。この長期間の支援に、あなた自身が「疲れ果て」てしまう可能性もあります。

そうなのです。死にたい気持ちを持つ人を支援する立場の人は、うつの四つの痛いところを刺激される環境にいるので、自分自身もうつっぽくなりがちなのです。

あなたがうつっぽくなると、「当事者は自分にストレスを与える存在」と感じるようになり、当事者から離れたくなります。あるいは当事者に対し無理強いをするようになってしまいます。

ですからこの長期戦を乗り越えるために、ぜひ支援者の皆さんには、次のことを意識してほしいのです。

○自分の疲労について意識すること、きちんと睡眠をとること
○つらいと感じた時は、当事者から離れること（特に暴力を受けたら）
○一人で支えようとせず、家族、仲間、行政サービスなどを積極的に相談すること
○自分の時間、楽しむ時間を作ること

これらに、当事者のことを避けている、忘れようとしているなどと、自責や不安を感じるかもしれませんが、長期戦を戦うための、あなた自身のエネルギー補給なのです。もしこれらを避け、ただ頑張ってしまうと、先に説明したように本当に当事者を嫌いになって、突然突き放してしまうことになりかねません。

私たちは誰も、完全ではありません。疲れますし嫌なことも考えます。そんな人間なので、完全な支援もできないのです。私たちにできるのは「自死の確率をできるだけ少なくする支援」。あなたがきちんと休む方が、当事者の自死の確率が少なくなるのです。

おわりに

本書では、家族の方々を念頭に、「死にたい気持ち」を持った身近な人をどう支えていくか、について紹介してきました。切羽詰まった皆さんでも何とかポイントを理解し、行動に移せるような内容にするために、一緒に活動し勉強している高楊さんとディスカッションし、文章化し、整理し、何とか上梓に至りました。

大変動揺し、わらにもすがる思いでこの本を手に取った方々が、少しでも安心できる情報をお伝えできていれば幸いです。

こうやって振り返ってみると、本書では同じことを、何度も手を変え品を変え、しつこいぐらいにお伝えしています。冷静な方が読むと、なんと冗長で、繰り返しの多い表現だ、とあきれるかもしれませんが、実は、ちょうどこれが私たちが現場で、本人やそのご家族などにお話をしている雰囲気そのままなのです。

「何をすべきか、何をしてはいけないか」などの知識をただ端的に伝えようと思えば、そうできたかもしれません。

しかし、現場では、本人は、目の前のことで必死になっていますし、頭も働いていません。また周囲の方も、大切な人が死ぬかもしれないという不安や恐怖でパニックになっています。そういう方々に正解の知識を一度お伝えしたとしても、それでその通り行動できるものではないのです。

ゴルフで50㎝のパットを入れるのなら、普通の人でもそれほど難しくありません。ところがそこに多額の賞金がかかっているとプロでも外すことがあります。単にお金がかかっただけでもそうですから、本当に愛する人の命がかかった時に、一度聞いたことを冷静に行動に移せる人は少ないものなのです。

しつこいぐらいの表現かもしれませんが、私たちは「粘り強くお伝えしているのだ」と考えています。何度もお伝えする態度で、不安と戦う人たちに、私たちが寄り添っているような雰囲気を少しでも感じていただければと思います。

あなたは、決して一人ではありません。頑張って乗り越えていきましょう。

下園壮太

カウンセリングの現場で不調の相談になった際に、これまでの経緯と共に疲労の説明やうつへの対処をお話しすると「自分の今の状況がよくわかった」と話され、表情が緩む方が本当に多いことを経験してきました。

「死にたい気持ち」を突然打ち明けられるのは、心の準備がないだけに誰でも焦ったり、悩んだり、困ったりします。そんな時、相手の状況を少しでも理解出来たり、実際にサポートをしてくれる人がいたら心強いです。この本に書かれていることは全部しなければということではなく、思いを聴いた皆さんが一人で抱え込まず、相談の手がかりとして、本書を役立てていただけると嬉しいです。

カウンセラーになりたての頃に下園先生と出逢い、危機介入の実際と共に、クライエントをいかに支えるかを学んできました。それを現場で活かしてきた経験を伝えられる機会をいただいたことに感謝いたします。

高楊美裕樹

【著者略歴】

下園壮太（しもぞの　そうた）
メンタルレスキュー協会理事長
元陸上自衛隊心理教官

陸自初の心理幹部として多数のカウンセリングを経験。その後，自衛隊の衛生科隊員（医師，看護師，救急救命士等）やレンジャー隊員等に，メンタルヘルス，カウンセリング，コンバットストレス（惨事ストレス）対策を教育。本邦初の試みである「自殺・事故のアフターケアチーム」のメンバーとして，約300件以上の自殺や事故にかかわる。

平成27年8月退職。現在はNPOメンタルレスキュー協会でクライシスカウンセリングを広めつつ，産業カウンセラー協会，県や市，企業，大学院などで，メンタルヘルス，カウンセリング，感情のケアプログラム（ストレスコントロール）などについての講演・講義・トレーニングを提供。著書50冊以上。
公式HP: http://www.yayoinokokoro.net/

高楊美裕樹（たかやなぎ　みゆき）
メンタルレスキュー協会インストラクター・公認心理師・キャリアコンサルタント

産業カウンセラーを取得後，心理学を学び直しEAP（保健同人フロンティア）で，企業，自治体でのカウンセリング，コンサルテーションや危機介入を含む組織支援にかかわるとともに研修講師として活動。メンタルレスキュー協会では，PCA（パーソンセンタードアプローチ）を土台に深い傾聴講座やUCPC塾を担当。
現在日本産業カウンセラー協会ではスーパーバイザーを務めている。

「死《し》にたい」気《き》持《も》ちに寄《よ》り添《そ》う

まずやるべきことしてはいけないこと

2023年5月 1日 印刷
2023年5月10日 発行

著　者　下園壮太・高楊美裕樹
発行者　立石正信
発行所　株式会社金剛出版
〒112-0005　東京都文京区水道1-5-16
電話 03-3815-6661　振替 00120-6-34848

装幀　臼井新太郎
装画　木村ゆん
印刷・製本　三協美術印刷

ISBN978-4-7724-1948-2　C3011